U0121285

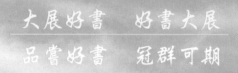

大展好書　好書大展
品嘗好書　冠群可期

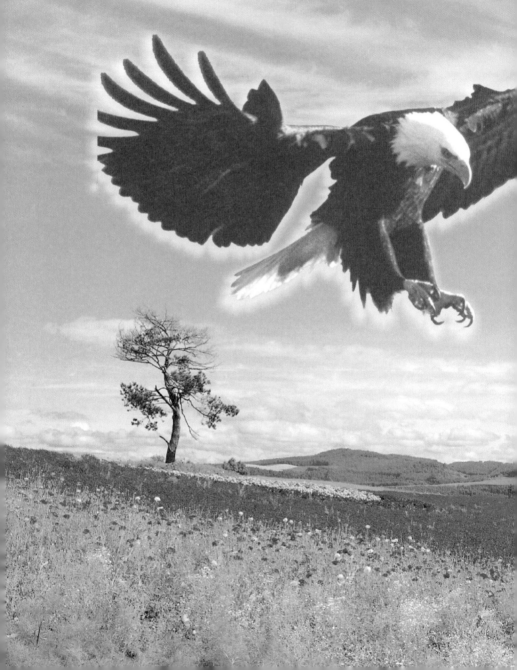

大展好書　好書大展

品嘗好書　冠群可期

休閒保健叢書 6

健身醫療運動處方

鄭寶田　劉尚達　主編

品冠文化出版社

編 委 會 成 員

主　編	鄭寶田	劉尚達	
副主編	朱衛雄	胡劍波	孫安娜
	鄭　策	時金鐘	羅遠標
	劉　韻	王曉娟	劉勇新
	李志方	王文正	杜七一
繪　圖	高　立		

「處方」在醫學上指的是醫師給病人開的藥方，不同的疾病或同一種疾病而程度不同，當然不能使用同一處方。同樣，要科學地鍛鍊身體，提高健康水平，預防或治療疾病，也必須「對症下藥」。因此，所謂運動處方即醫師用處方的形式規定體療病人或健身運動參加者鍛鍊的內容、運動量和運動程度。它是指導人們有目的、有計畫、科學鍛鍊的一種形式。

　　或者說，運動處方是在身體檢測的基礎之上，根據鍛鍊者身體的需求，按照科學健身的原則，為鍛鍊提供的量化指導方案。

　　運動處方是現代科學技術應用於身體鍛鍊領域的具體體現，是對身體鍛鍊過程的有效控制手段，是身體鍛鍊科學化的發展方向之一，在世界許多體育發達國家已引起高度重視，成立專門機構進行研究。

　　在有效的運動處方的指導下進行鍛鍊可以達到下述目的：

　　（1）增進身體健康

　　一是預防疾病，特別是文明病；二是改善身體狀態，提高對環境的適應能力。

　　（2）提高身體機能

　　可以指導鍛鍊，使肌肉力量、耐力、爆發力，身

體的靈敏性、技巧性、平衡性、柔韌性等素質和運動
能力加強。

（3）治療疾病

把運動作爲康復療法的一種手段，嚴格地按處方
進行，可以有效地提高運動中的安全性，儘可能少出
意外危害。

著　者

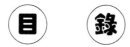

第一篇　健腦強心運動處方

第二篇　健美減肥運動處方

第三篇　疾病防治運動處方

第四篇　健身運動處方

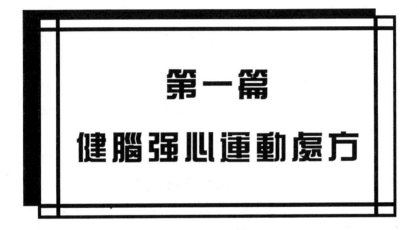

第一篇
健腦強心運動處方

一、健腦運動處方

1 旋轉跑強身又健腦

☞作　用

　　跑步是一項老少皆宜、簡單易行、強身健體行之有效的鍛鍊方法。

　　旋轉跑，顧名思義，就是身體在跑進中邊跑邊旋轉。它的速度可慢可快，按照參加者的意願和年齡、體質的不同隨意調整。

　　在跑步時，由於身體的旋轉加上頭部的轉動，人體產生了適當的離心力作用，克服了習慣性重力的感覺，使身體各部器官、血液循環系統隨著人體的旋轉發生橫向擴張，這就改善了全身血液循環和腦部的供氧功能，使前庭器官得到了鍛鍊。因而促進並增強了大腦的思維和記憶能力，提高了人體的平衡能力，有效地防治眩暈，起著強身健腦的作用。

　　旋轉跑，實際上就是向前跑、側身跑和後退跑幾種運動的聯合運動。在練習旋轉跑之前，最好先練習原地旋轉，由慢到快，由少到多，向左轉（逆時針）、向右轉（順時針），兩個方向都要練習。有了原地旋轉的基礎，旋轉跑就容易了。要是能配合舞曲，隨著音樂節拍邊跑邊旋轉，翩翩起舞，勝似閒庭信步，心曠神怡，悠然自得。

　　練習旋轉跑，要循序漸進，除了先練習原地旋轉，每

次運動前還可採用下列幾種練習，做為熱身鍛鍊，同樣可取得強身健體的效果。

☞ 方　法

◀變速跑

即開始時先慢跑，待呼吸和心跳比較自然，身體感到舒適時，再稍加快步伐，提高速度。跑一段路程以後，身體放鬆，自然跑進。這時，兩臂可做自由擺動，以促進臂部的血液循環，舒展筋骨。這樣反覆數次練習，因人而異。

◀後退跑

背部朝前進方向，上體伸直，兩臂彎屈，自然放鬆。開始後退跑時，速度不宜過快，不斷向左、右轉頭，觀察後方，同時也促進了頸動脈的血液循環。熟練以後，兩臂亦可同時做上舉、側舉、後屈等各種自由動作、舒展筋骨。或做高抬腿跑，有利於防治腰腿痛病。

◀側身跑

跑時身體側面朝前進方向，先抬前腿（左腳或右腳均可），後腳蹬地，待前腳落地時，後腳迅速向前腳靠近，反覆進行。左右側交替練習，可提高人體的靈敏、協調和平衡能力。

2 清腦健體晨操

☞ 作　用

這套晨操動作一週做 3 次，每次 15 分鐘，逐漸增加到 30 分鐘。如果還想擁有完美的體形和健壯的體魄，那麼，

一週做 5 次。此操有助於清腦健體。

☞方　法

　　半蹲，體操棒放胸前。伸直膝蓋站起的同時，舉起體操棒放肩胛骨上。逐漸加快速度和加大下蹲深度。

　　站立，雙腳齊肩寬，雙手握體操棒下垂於身前。身體平穩向右旋轉 90 度，左腳踮起腳尖的同時，將體操棒傳到身後。雙手不要彎曲。回到準備狀態再做，向左旋轉。

3 提神健腦操

☞作　用

　　有人早上起床後常有頭昏腦脹的感覺，主要是腦部供血不足所致。這裏介紹一套健腦操，對解除頭昏很有效。每天做一遍，大概需要 6 分鐘。

☞方　法

　　（1）上下聳肩運動：兩足分開而立，約與肩寬，兩肩儘量上提，使腦袋貼在兩肩頭之間，稍停片刻，肩頭突然下落。做 8 遍。

　　（2）背後舉臂運動：兩臂交叉並伸直於後，隨即用力上舉，狀似用肩胛骨上推頭的根部，保持兩三秒鐘後，兩臂猛地落下，像要撞到腰上（實際也可撞上）。做 1 遍。

　　（3）叉手前伸運動：屈肘，五指交叉於胸前，兩手迅猛前伸，同時迅速向前低頭，使頭夾在伸直的兩小臂之間。做 5～10 遍。

（4）叉手轉肩運動：五指交叉於胸前，掌心朝下，儘量左右轉肩。頭必須跟著向後轉，注意保持開始時的姿勢，轉動幅度要等於或大於 90 度。左右交替，做 5～10 遍。

（5）前後曲肩運動：先使兩肩儘量向後彎曲，狀如兩肩胛骨要碰到一起似的，接著用力讓兩肩向前彎曲，如同兩肩會在胸前閉合似的，並使兩隻手背靠在一起。做 5～10 遍。

（6）前後轉肩動作：曲肘，呈直角，旋轉肩部，先由前向後，再從後向前。旋轉遍數不拘。

4 醒腦保健功

☞作　用

做醒腦保健功能減輕疲勞，使頭腦清新靈敏，精力恢復。

☞方　法

（1）站起，拍手 5 次。

（2）端坐，背肌伸直。

（3）兩手掌先輕輕接觸，然後用力相推。

（4）左右兩手離開相距約 15 公分，然後兩掌相推，把掌中的空氣擠出，如此做 5～6 次。

（5）兩手掌放在頭頂，向頭頂發氣 3～5 次。

（6）兩手掌在胸前交叉，慢慢移到頸脖根部。

（7）兩手掌輕輕揉搓頸脖根部，然後一掌握拳，再叩

頸 3～4 次，再換另一掌握拳叩頸 3～4 次，最後，頸脖緩緩地向左右轉動。

（8）緩緩站起，做幾次伸懶腰，屈身屈腿的動作。

（9）為了取得更好的效果，可從腹部（丹田）發氣，並大聲喊 1～2 次。

5 手指梳頭的健腦作用

☞ 作用與方法

北宋年間大文學家蘇軾養生有術，每天早晨堅持用手指梳頭三四百遍，這種梳頭方法流傳至今，為許多腦力勞動者仿效。如用腦過度，覺得頭昏腦脹時，用手指梳頭，可快速消除大腦的疲勞，令人頓覺精神倍增，全身舒暢。

用手指梳頭也有講究：切忌用「手甲鉤」往下（自頭頂往下）鉤撓，這樣容易撓傷頭皮。應將四指（除去拇指）併攏彎成鉤，用背面自兩鬢順血管往上推梳，兩鬢至頭頂各 360 次，頭皮有蟻爬感，血液運至末梢神經，不但有提神醒腦之功效，還有烏髮，防止脫髮的作用。

為什麼用手指梳頭對大腦有保健作用呢？

中醫認為，頭為一身之主宰，是神經總管，單說頭部就有百會、四神聰、上星，翼有太陽，率谷，額有印堂，枕有風池、啞門、翳明等穴位。用手指梳頭一是對穴位進行按摩；

二是刺激頭皮神經末梢，使供血充足。現代科學表明，由於手指與頭皮都有溫度，經過反覆接觸摩擦產生一種電感應（比梳子強），刺激頭皮和毛細血管，使神經得

到舒展、鬆弛，從而促進血液循環。

手指梳頭不僅有益健康，而且也可治病，特別是對神經衰弱或失眠症狀者，思慮過多而引起的神經性頭痛或腦力勞動過度的人，每天早（起床前）、午（午休醒後）、晚（臥床後入睡前）各用手指梳頭1次，每次8～10分鐘，然後用梳子把頭髮梳理整齊，此時頭皮不但有蟻爬感，還有酸脹感，這是見效的標誌。用手指梳頭對高血壓、動脈硬化、神經性頭痛也有輔助療效。

6 張手握拳，醒腦提神

☞ 作　用

腦力勞動者長時間伏案工作之後，總感到相當疲乏，昏昏欲睡，或者是覺得頭昏腦脹，反應遲鈍。醫學專家指出，當出現這種情況時，只要將與大腦相關聯的部位活動一下，就能夠刺激腦部神經而恢復清醒狀態。而這些部位中最有效應的，就應該是手的指尖。

☞ 方　法

（1）兩手握拳，然後從小指開始，逐漸將手指伸開，其順序依次是小指、無名指、中指、食指、拇指。手指伸開時要迅速、有力。拳頭打開之後，要用力伸展手指。

（2）從小指開始，內收握拳，順序依舊是小指、無名指、中指、食指、拇指。收拳時要做到緩慢、有力。然後，再依次將手指一一打開。

這樣，周而復始，連續三遍，即可取得良好的效果。

7 手指健腦法

☞作 用

據科學研究證實，運用活動手指來刺激大腦，有利於增強大腦的活力，使人思維敏捷，能延緩細胞衰老

☞方 法

◀多活動手指

常做一些手指活動，能加強大腦和手指間的資訊傳遞，能自然促進大腦的血液循環，增強大腦的活力，延緩細胞的衰老，使人記憶力增強，思維敏捷，平時可打籃球，玩魔術方塊、掌上遊戲機等。邊做邊思考，手腦齊動，健腦更佳。

◀常玩健身球

能刺激手掌的神經，引起大腦皮層機體感覺區的興奮，再將興奮傳到運動區。這樣，不但可使手的動作靈敏、準確和協調，而且能延緩腦細胞的衰老進程。

◀常練樂器

當手指從事一些精細、靈巧的動作時，能激活大腦中富有創造性的區域。練樂器就是一種較好的手指運動，尤以彈那些需要左右手並彈的電子琴、風琴、鋼琴、吉他等，隨著雙手十指的準確運動，大腦皮層相應部位的神經細胞能夠獲得良好的刺激，以達到健腦的目的。

◀常打算盤

日本醫學專家認為，在訓練人的思維敏捷方面，算盤

是行之有效的一種工具。它可以鍛鍊手指的靈活性，增強大腦與手指間的資訊傳遞，健腦效果極好。

◀常刺激手部的肌膚

鍛鍊手部的皮膚感覺，應常刺激手部的皮膚。以刺激鍛鍊神經反射力，提高大腦的敏捷性，如把手交替伸入冷熱水中，用梳齒輕叩手掌等。

◀常伸屈手指

常伸屈手指，能增強手指的柔韌性，可練書法繪畫、閉眼結扣，或左右活動手腕關節，伸屈指關節，這樣鍛鍊有利於提高大腦的工作效率。

8 張嘴與閉嘴强身又健腦

☞ 作用與方法

張嘴運動是一種簡便易行的强身健腦法，尤其適合中老年人練習。每天早晨到空氣新鮮的地方，將嘴巴最大限度地張開，向外哈一口氣後再閉合起來。這樣有節奏地一張一合嘴巴，連續 100 下左右，直到感覺臉部微微發熱為止，所用時間為兩三分鐘。此法簡便易行，不學便會，强身健腦效果是很大的。其好處如下：

第一，張大嘴巴與閉合嘴巴，能使臉部 40 多塊肌肉有節奏地運動，這些肌肉在運動中鍛鍊了自己，逐漸發達變粗。於是臉部顯得飽滿，防止了中老年人面肌萎縮形成的「猴尖臉」，有利於練習者的面容健美。

第二，張嘴時向外哈氣的深呼吸運動，能擴大肺活量，使肺部吸進較多的氧氣，增強身體的新陳代謝，使全

身各器官的功能增強，人的衰老過程減慢。

第三，早晨剛起床後大腦還沒有全部清醒，嘴巴的一張一合，由臉部的神經反射刺激大腦，使大腦儘快清醒，思路敏捷，工作效率提高。張嘴合嘴並可增強頭皮和腦內血管的彈性，預防老年人白髮、脫髮、老年性癡呆、腦中風等。

第四，張合嘴巴可使咽喉部得到活動，保持耳咽管的暢通，使中耳內外的壓力維持平衡狀態，防止出現耳聾。

第五，張合嘴巴時輕輕叩擊牙齒，起到了叩齒的健齒作用，能增強牙齒的堅固性，防止牙齒過早脫落。

第六，在張大嘴巴的過程中，往往帶動眼肌及三叉神經的運動，防止過早出現老花眼、老年性白內障、視力降低。

據觀察，經常採用張嘴運動的人，思路敏捷、臉色紅潤、黑髮白齒、耳聰目明、老當益壯。中老年朋友不妨一試。

9 健腦其他方法

☞ 作　用

健腦強心。

☞ 方　法

◀咀嚼———調節大腦供血

咀嚼可調節大腦的血流量，當人咀嚼硬物或咀嚼速度加快時，大腦的血流量明顯增多。試驗表明，有牙和無牙的老年人的腦血流量可以相差 30％。無牙老人中患腦癡呆

的很多，而牙齒完好的老年人僅有記憶力減退的現象，卻沒有腦癡呆症狀。這說明牙齒好壞與老年癡呆症的發生密切相關。

良好的咀嚼功能可以保證大腦的供血，保持大腦的思維活動，而大腦功能正常又保證其他臟器的功能運動。

有關專家提醒人們：吃飯時不可狼吞虎嚥，要儘量吃得慢點，多嚼一會兒，從而達到健腦強身和延年益壽的作用。

◀冷熱水浴————保健心腦

先冷水浴接著熱水浴或先熱水浴後冷水浴，稱為冷熱水浴。

冷熱變化時人體所產生的一系列反應，對心臟是一種良好的刺激，同時冷熱變化促使血管收縮與擴張，從而提高血管彈性及人體對外界環境急劇變化時的適應能力。因此，冷熱水浴對預防心、腦血管疾病有良好的效果。

初次練習者，可先用冷——熱水洗手、腳，適應後過渡到四肢，最後到全身。同時應注意控制水溫，可先用涼水（20～30℃）適應，後用冷水（20℃以下）。具備一定鍛鍊基礎者，可逐漸降低水溫到13～14℃或更低，但應以未出現寒冷、顫慄感為宜。

冬、秋季及初練者，冷水浴時間不宜超過一分鐘。冷熱水交替次數及時間可根據個人情況而定，每週1～3次為宜，需持之以恆，方可獲最佳效果。當然，此法患病者不宜使用。

◀跳繩————最佳的健腦運動

跳對大腦有興奮作用。跳繩時，以下肢彈跳和後蹬動

作為主，手臂同時擺動，腰部則配合上下肢而扭動，腹部肌群收縮以幫助提腿。同時，呼吸加深，胸、背、膈、腹部與呼吸有關的肌肉都參與運動，此時，大腦處於高度興奮狀態。經常進行這種鍛鍊，可增加腦神經細胞的活力，有利於提高思維能力。

從中醫的針灸經絡學來看，跳繩對全身經絡都有刺激作用。跳繩時，手不停地做旋轉運動，能刺激手掌與手指的穴位，從而疏通手及上肢經脈，使氣血暢流上輸於腦。因此，跳繩可通經活絡，從而溫煦臟腑，通調氣血，達到醒腦、健腦的作用。

◀超覺靜思───健腦奇功

長時間的腦力勞動，會使人精神疲勞、記憶力減退、注意力不集中。此時不妨進行「超覺靜思」。即靜坐、雙目微合、自然地深腹式呼吸，拋開各種雜念，默記呼吸的次數，以後再默念「鬆、鬆、鬆」，「靜、靜、靜」如此3分鐘，即可取得明顯效果。

靜坐可採取多種姿勢，可跪坐、盤膝坐、端坐椅上，關鍵在於要坐得穩，全身肌肉放鬆，避免外界干擾和內心雜念。腹式呼吸關鍵要深、自然、慢而輕、呼吸均勻。默記呼吸次數，也叫「數息」，可集中思想，排除雜念，使腹式呼吸這種生理動作與專心記數這種心理功能有機地結合起來。使心身統一是「超覺靜思」的精華。

據研究，「超覺靜思」有三方面效果：一是可以使腦電波穩定；二是可減少能量的消耗；三是可降低血中乳酸濃度，迅速消除疲勞，使人精神振奮。

10 消除大腦疲勞的自我按摩

☞作　用

在長時間的連續工作，或突然受精神刺激，或長期焦慮，或饑餓和飽食後用腦等都可能引起大腦疲勞，常表現為頭昏、腦脹、頭痛、失眠、記憶力減退等症狀。發現這些情況首先要擺脫造成腦疲勞的原因，然後做自我保健按摩。

☞方　法

取合適的體位，全身放鬆，自然呼吸，意守丹田或在手法感受上。

（1）**點穴**：用拇、中指或食指的背側指關節揉以下穴位各半分鐘至1分鐘。

神庭：頭正中線，入前髮際上半寸處。

上星：頭部正中線神庭穴上半寸處。

百會：在頭頂中央，兩耳尖向上連線與頭前後正中線交叉點。

太陽：位於眉梢與外眼角向外約1寸的凹陷處。

風池：在頸部兩側，乳突之後下方凹陷處。

合谷：拇、食兩指伸張時，在第一、二掌骨之間，約平第二掌骨中點處。

神門：仰掌，腕橫紋尺側稍上方凹陷處。

（2）**自我按摩**：

①將雙手掌相對搓熱，然後由前額處經鼻兩側向下至臉頰部，再向上至前額處，做上下方向的搓臉動作36次

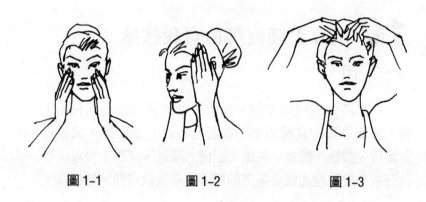

圖 1-1　　　　　　圖 1-2　　　　　　圖 1-3

（圖 1-1）。

②用雙手揉搓耳部 36 次（圖 1-2）。

③用雙手指自前向後做梳理頭髮的動作 36 次（圖 1-3）。

④雙手五指自然分開，從前向後，先以各指端快速輕擊頭皮，逐漸加重。最後改用手指拍擊頭皮 36 次（圖 1-4）。

⑤用雙掌捂住雙耳，手指放在枕骨上，食指壓在中指上，食指快速下滑，彈擊耳後枕骨處 36 次，此為「鳴天鼓」（圖 1-5）。

⑥用雙手手指交叉抱住後頭部，做頸部後伸動作 36 次（圖 1-6）。

⑦用雙手掌輕輕撫摸頭部，將頭髮從前向後理順，呼吸稍稍加深並減慢，數次後恢復平靜呼吸。類似練功者收功的情形，故叫撫頭收功。

上述手法不僅能吸引注意力，而且可改善頭面部的血液循環，使臉色紅潤、頭腦清醒、記憶力加強。

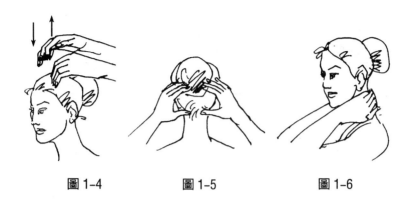

圖 1-4　　　　　　圖 1-5　　　　　　圖 1-6

11 頭部保健操

☞ 作　用

　　定期地按摩頭部，能醒腦益智、行氣活血。由北京中醫藥大學教授臧福科和中國中醫研究所研究員高德共同設計的頭部皮膚保健操，設計科學合理，將頭部皮膚保健理念與中醫推拿手法完美結合。

　　頭部皮膚保健操的前三節，鬆解疏通頭臉及頸項經脈，開通腧穴，為頭部頭髮保健做準備；後三節則疏通督脈、足太陽膀胱經、中少陽膽經，促進頭部血液循環，改善頭部皮膚及頭髮的營養，經常做，能令你的頭部皮膚及頭髮保持健康狀態。

☞ 方　法

◀第一節　舒鬆頭部

　　如圖 1-7，先將兩手搓熱。用兩手食、中、無名、小

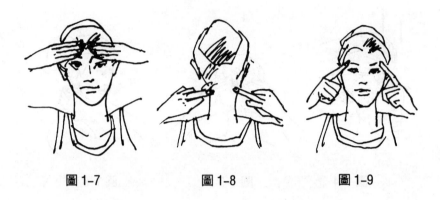

圖 1-7　　　　　　　圖 1-8　　　　　　　圖 1-9

拇四指（或手掌）由額部正中線，同時向左右擦動，至額側向下擦臉頰部。做 4 個 8 拍，約 32 秒。

◀第二節　按揉頸項

如圖 1-8，用兩手中指指面按在雙側風池穴，同時運動，先按穴位 2 個 8 拍。再用順時針方向揉穴位 2 個 8 拍。再從風池穴向下沿頸椎兩側擦至頸間交會處。做 4 個 8 拍。約 64 秒。

◀第三節　按揉太陽穴

如圖 1-9，以兩手食指按在雙太陽穴，以有酸脹為度。按一拍順時針方向揉一拍。做 4 個 8 拍，約 32 秒。

◀第四節　按揉百會穴

如圖 1-10，用左手或右手中指指面按壓百會穴。先按壓 2 個 8 拍，再用順時針方向揉摩 2 個 8 拍，重複做一次。共 8 個 8 拍，約 64 秒。

◀第五節　點擊頭頂

如圖 1-11，用雙手食、中、無名、小拇四指指端，有節律地輕輕叩擊頭頂部，做 4 個 8 拍，如感到舒適可先後

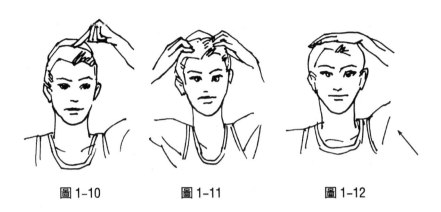

圖 1-10　　　　　圖 1-11　　　　　圖 1-12

用左右手各加做 2 個 8 拍。約 32－64 秒。

◀第六節　梳髮與摩頂

如圖 1-12，先用雙手食、中、無名、小拇指指端從前額向後梳理，做 1 個 8 拍；再用左手或右手掌心輕摩頭頂部，做 1 個 8 拍。共做 9 個 8 拍，約 72 秒。結束操法。

整套操需時約 5 分鐘。穴位的按摩有如「韓信點兵，多多益善」，如果一天能做三次，並持之以恒，你的頭髮一定會越來越亮麗動人。

12 增強記憶的單側體操

☞作　用

人的大腦分為左右兩半，右半腦支配左半身，左半腦支配右半身。從整體看，人的左右兩側的發展是不平衡的。左半腦掌管語言等高級中樞，被稱為優勢半球，而右半腦則起輔助作用。由於絕大多數人的右半身活動較多，因此左半腦的使用頻率高，容易產生疲勞，以致使人無精

打采，記憶力減退和神經衰弱。日本工業教育研究所的科學家設計了一套體操，就是以左半身活動為主，從而發揮右半腦的作用，以增強記憶力。

☞方　法

單側體操的做法是：

（1）全神貫注地站著，左手緊緊握拳。左腕用力，向前彎臂，恢復原狀。重複8次。

（2）仰臥在床上，左腿伸直上舉，將上舉的腿倒向左側，但不能碰到床，恢復原狀。重複8次。

（3）保持直立姿勢，左臂向左側平舉，然後上舉，頭不動，恢復原狀。重複8次。

（4）身體從直立姿勢向左傾倒，以伸直的左手和左腳尖支撐身體，彎左膝以起身，回到原來的姿勢。重複8次。

（5）俯臥，用腕和腳尖支撐身體。彎臂，同時將左腿向後抬高，右臂儘可能不用力。慢慢地重複屈伸手臂兩次，目標是8次。

二、強心運動處方

1 練下蹲可强心

☞作　用

有些人坐的時間長一些，站起身來就會頭暈，眼前發黑，輕者一閃而過，重則導致一時性昏厥。其原因是多方

面的，心力弱、缺乏鍛鍊是其主要原因之一。下蹲運動能增強心臟活力。

☞方　法

鍛鍊方法很簡單：預備時兩手叉腰，雙腳開立與肩同寬，雙目平視。然後鬆腰屈膝慢慢下蹲，下蹲時腳跟離地，重心落在前腳掌上，上身儘量保持正直，避免前傾。同時口吐「呵」字音。

挺立時，咬緊牙齒，隨著吸氣，站起身子。

下蹲程度因人而異，身體較好的可以全蹲，蹲下後停一兩秒鐘再起立；老年人可以半蹲，也可以開始時只略作屈膝狀，逐漸加大下蹲深度；體弱者可以雙手扶著桌沿椅背；缺少運動鍛鍊、身體是前俯後仰者可以背靠牆壁下蹲，逐漸做到自己完成全蹲動作。一般每天鍛鍊 2～3 回，每回下蹲 36 次。

2 強心體操

☞作　用

強健心臟

☞方　法

預備式———雙腳分立，與肩同寬。

（1）雙手側平舉，掌心向下。上半身向左側彎曲，右臂經體側上提至頭頂上方，左臂向左邊慢慢下降，復原後再做右側彎曲，各操練 10 次。

（2）雙手向前平舉，雙手掌心相對，同時屈膝半蹲，然後雙臂慢慢地左右分開，呈側平舉擴胸，掌心向前，同時慢慢起立。操練 10 次。

（3）左手從體側上舉，掌心用力上托，同時右手掌心用力下按，上半身稍微下蹲。操練 5 次。

（4）雙臂在體前交叉展開，同時左腿屈膝提起，再放下復原，接著雙臂交叉展開，右腿屈膝提起，再復原。操練 5 次。

（5）左手叉腰，右腳前進一步，成右弓步，右手掌心向上，在胸前逆時針方向畫圈 18 次。接著右手叉腰，左腳前進一步，成左弓步，右手掌心向上，順時針畫圈 18 次。

（6）左手勞宮穴對準下腹部，右手拇指放在膻中穴，順時針方向揉按 36 次，然後改為右手勞宮穴對準下腹部，左手拇指順時針揉按膻中穴 36 次。

3 强心手指操

☞作　用

手指操，不受時間、場地限制，隨手可做，對靈活手指、疏通經絡、訓練小腦平衡協調能力及延緩大腦衰老程度都具有良好的效果。各位不妨一試。

☞方　法

（1）對指運動（圖 1-13）。微屈五指，以大拇指依次對齊食、中、無名、小指，需使兩指指尖相掐。可雙手順序或反序進行。

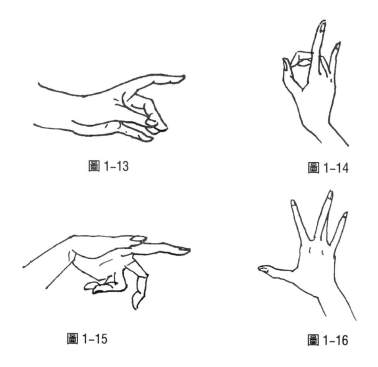

圖 1-13　　　　　　　　圖 1-14

圖 1-15　　　　　　　　圖 1-16

　（2）彈掐運動（圖 1-14）。以拇指指尖依次對準食、中、無名、小指末節關節處，迅速有力地彈開，再分別以食、中、無名、小指對準拇指末節關節處作同一動作。可兩手同時進行。

　（3）屈張運動（圖 1-15）。五指張開，掌心朝下，從小指到拇指依次屈握成拳，同時翻腕變為拳面朝上。再從拇指至小指依次張開，轉腕變為掌心朝下。可兩手同時進行。

　（4）搭指運動（圖 1-16）。五指張開，掌心向外，以中指搭於食指背上並由上向下極力壓之，復原；再搭於無名指背上由上到下極力壓之。亦可用食指壓中指、無名

指指背，或用無名指壓食指、
中指指背。

（5）繞指運動（圖1–
17）。左拇指觸右食指，右
拇指觸左食指，在上接觸，在
下分開，水車式進行。熟練後
可換成用一手拇指依次觸另一
手的食、中、無名、小指，方
法同前。

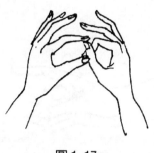

圖 1–17

4 心理缺陷者的運動處方

☞ 作　用

體育運動心理學研究證明，各項體育活動都需要較高
的自我控制能力、堅定的信心、勇敢果斷和堅韌剛毅的意
志和性格等心理品德品質作為基礎。因此，有針對性地進
行體育鍛鍊，是彌補心理缺陷、培養健全人格的有效心理
訓練方法。

☞ 方　法

◀孤獨、怪僻的心理缺陷

假如你覺得自己不大合群、不習慣與同伴交往，那你
就應選擇足球、籃球、排球以及接力跑、拔河等集體項
目。堅持參加這些集體項目的鍛鍊，會幫助你慢慢地改變
孤獨的性格，逐步適應與同伴的交往，並熱愛集體。

◀腼腆、膽怯的心理缺陷

如果你感到膽子小、做事怕風險、容易紅臉、怕難為情，那應參加游泳、溜冰、滑雪、拳擊、摔跤、單雙槓、跳馬、平衡木等項目活動。這些活動要求人們不斷地克服害怕摔跤、跌痛等各種膽怯心理，以勇敢、無畏的精神去挑戰困難、越過障礙。經過一個時期的鍛鍊，你的膽子自然會大起來，處事也漸趨老練。

◀優柔寡斷的心理缺陷

如果你覺得自己常犯猶豫不決，不夠果斷的毛病，那就多參加乒乓球、網球、羽毛球、拳擊、擊劍等體育活動。在這些項目面前，任何猶豫、徘徊都將延誤良機，遭到失敗，多練能培養你果斷的性格特徵。

◀急躁、易怒的心理缺陷

倘若你發現自己遇事容易急躁，感情容易衝動，那就應多參加下棋、打太極拳、慢跑、長距離的步行及游泳和騎自行車、射擊等緩慢、需要耐心的專案。這一類體育活動能幫助你調節神經活動，增加自我控制能力，穩定情緒，使容易急躁、衝動的弱點得到改善。

◀缺乏信心的心理缺陷

如果你做事老是擔心完不成任務，那你得事先選擇一些簡單、易做的活動如跳繩、俯臥撐、廣播操、跑步等體育項目。堅持鍛鍊，自信心即會得到逐步加強。

作為糾正心理缺陷的體育鍛鍊，必須有一定的強度、品質和時間要求。每次鍛鍊時間要在 30 分鐘左右，運動量應從小到大循序漸進，3 個月為一週期，進行 2 個週期以上方才有效。另外，還要注意運動的適應證和禁忌證。

5 幾招除煩術

☞ 作用與方法

◀自我發洩

日本松下電器公司創始人松下幸之助，曾在企業中設有「精神健康室」。為的是讓那些滿腹牢騷的員工，入室即被一排哈哈鏡逗笑，或者抄起棍子向真人大小般的橡皮「經理」、「總管」等痛打一頓。之後，從另一門走出，守候在此的領導們，會滿面笑容地傾聽意見，使當事人的煩愁煙消雲散。

如果心煩，跑跳吼叫、撕紙拍桌的自我發洩，實為妙招。不過，此法宜隱蔽自我進行為宜。

◀出去理髮

義大利的一個心理研究組提出，「如果心境不佳，那就快去理髮」。經受試者驗證，效果確實不錯。

研究人員認為，大凡有負性情緒的人，都有儘快改變自我的想法。在理髮過程中，被動安閒，加上理髮師剪、洗、修、按摩對頭頸部的物理刺激，以及香波、髮乳香氣吸入的化學刺激，會使人興奮和愉悅。生理舒適可造成心理舒適，理髮完畢，鏡中自我髮型的改變與容貌的整潔，使人自信增強，情緒完全好轉。

◀換身好衣

美國心理學家詹姆斯發現，煩愁怒鬱者在換上最稱心的衣服後，情緒開始轉變，並在自感舒適中，再生拼搏的慾望。他解釋說，煩躁者不宜穿易縐衣服，發怒者不宜穿

硬質服裝，憂鬱時不宜穿黑灰藍綠等冷色衣服，受屈時不宜穿紅紫黃赭等暖色衣服。

概言之，情緒不佳時，宜穿質地柔軟、色調中性、大小適中、款式新穎的衣服，並在對鏡自賞中獲得稱心如意，在他人的讚賞中恢復良好情緒。

◀外出旅遊

心理學家認為，脫離致煩環境是調節情緒的首選方法。而外出旅遊則是脫離致煩環境的最簡單、有效的方法。在旅途中，注意力被動地放在應接不暇的車船、山川、都市和陌生人的交際中。美麗的自然風光和強烈的生活氛圍，能修復受傷的心靈，並在冷靜中對自己所作所為作理性的思考。大多數人因此從不良情緒中解脫出來，而「重新做人」。

6 叩膝運動可消除緊張、焦躁

☞ 作　用

由於用腦過度及神經過分纖細的人，往往因為精神過分緊張而引起各種機能障礙，叩膝運動則是預防的最佳運動。

☞ 方　法

運動方法是先使身體站立，重複左右、左右地踏步，抬高膝部，左右交互著做叩膝運動。當右腳高舉時就用右手叩膝部稍上的內側部位，左腳高舉就用左手叩膝部稍上的內側部位，以一個平日快步行走的速度來做較適當。

反覆叩膝，能刺激掌部與膝蓋，促進血液的循環。現代人的血液大部分停滯在上部，做此叩膝運動就能使停滯在上半部的血液往下半身流。

如果能反覆做 50 回身體就會變得輕盈，尤其對婦女的歇斯底里症也極具效果。

若能持續做叩膝運動，足可預防現代人緊張、焦躁的毛病。

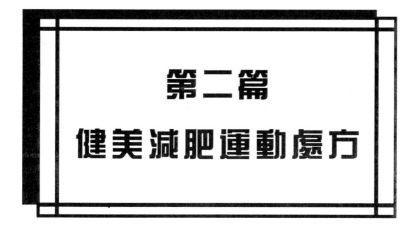

一、健美運動處方

1 頭部健美鍛鍊法

☞ 作　用

　　人的頸部堆積過多脂肪，不僅顯得短粗，還影響頸部運動，甚至引起頸椎病。

　　透過鍛鍊，可以使頸部、下頦鬆垂的肌肉收緊，減少皮膚皺紋，加強頸部肌肉的力量和頸椎間韌帶的彈性，提高頸部靈活性，促進腦部的血液循環。

☞ 方　法

◀第一節　頭頸屈伸

　　（1）雙肩提起，從前向後環繞夾背，下唇蓋住上唇，頭儘量後仰。

　　（2）頭緩慢前垂以下頜觸胸骨，然後雙肩提起，從後向前環繞至含胸。

◀第二節　頭部側屈

　　頭分別向左、右側傾，耳朵儘量觸肩。

◀第三節　頭頸側轉

　　頭分別向左、右側轉，再提肩觸下頜。

◀第四節　頭頸上轉

　　下唇蓋住上唇，頭分別向左、右側上方轉，再提肩。

◀第五節　頭頸下轉

頭分別向左、右側下方轉，用下頜觸肩部，不要提肩。

◀第六節　頭頸伸縮

（1）下頜稍抬，下唇蓋住上唇，然後頸前伸，夾背。

（2）下頜向上，雙唇緊閉，頸後縮，含胸。

◀第七節　頭頸環繞

（1）雙肩提起，頭分別順時針和逆時針環繞。

（2）雙肩下降，頭分別順時針和逆時針環繞。

◀第八節　口形練習

（1）聚縮雙唇，噘嘴。

（2）牙齒咬合，咧嘴。

（3）儘量開口，張嘴。

2 肩部健美鍛鍊法

☞作　用

　　寬肩窄髖是理想的體型，但怎樣才能得到挺拔的、寬寬的肩部呢？下面介紹幾種鍛鍊方法，堅持訓練必有好的收穫。

☞方　法

◀方法 1

　　① 屈腿端坐。兩手持啞鈴，兩臂體側上屈，手心向前（圖 2-1）。

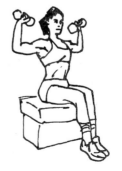

圖 2-1

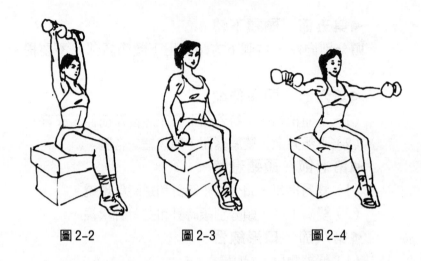

圖 2-2　　　　　　圖 2-3　　　　　　圖 2-4

②身體保持直立狀態，兩臂上舉，手心向前，感覺肩部三角肌收縮（圖 2-2）。然後慢慢回到動作①。做 10～15 次為 1 組，休息 1 分鐘後再做 1～2 組。

◀方法 2

①屈膝坐在椅子前部，身體直立，兩臂體側下垂，兩手持啞鈴或重物，手心向內（圖 2-3）。

②兩臂微屈，慢慢上抬至側平舉，手心向下。稍停後，慢慢還原至動作①。做 10～15 次為 1 組，休息 1 分鐘後再來 1～2 組（圖 2-4）。

這個動作對發達肩部三角肌中部效果很好。

◀方法 3

①兩腿開立，兩手持鈴於體側，手心向後（圖 2-5）。

②右臂慢慢前平舉，手心向下，左臂不動（圖 2-6）。

③右臂慢慢向下，同時左臂慢慢前平舉，兩臂交替做 16～20 次為 1 組，休息 1 分鐘後再做 1～2 組（圖 2-7）。

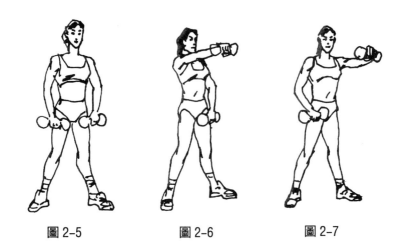

圖 2-5　　　　　　圖 2-6　　　　　　圖 2-7

這個動作對發達肩部三角肌前部效果很好。

3 胸部健美鍛鍊法

☞ 作　用

　　胸部是女性朋友們最為注重的部位，胸部訓練雖然不能增大乳房，但可以防止乳房下垂。鍛鍊時尤其要注重上胸部的訓練。下面介紹幾種方法，供大家參考。

☞ 方　法

◀方法 1

　　① 兩膝跪地，腳踝交叉，身體前傾，兩臂伸直撐地，梗頭、挺胸、收腹（圖 2-8）。

　　② 保持身體姿態，兩臂屈肘 90 度，胸部肌肉伸展。然後慢慢推起至動作①，胸部肌肉收緊。重複練習 10～15

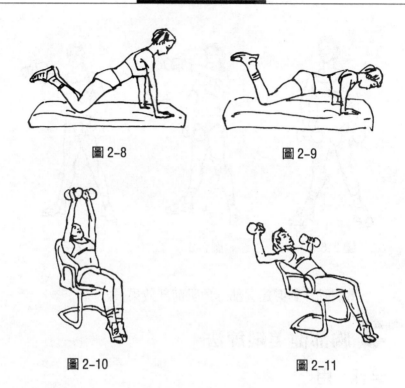

圖 2-8　　　　　　　　　　　　　圖 2-9

圖 2-10　　　　　　　　　　　　　圖 2-11

次。休息 1 分鐘後，再練習兩組（圖 2-9）。

　　膝撐俯臥撐所需的力量較小，非常適合女子練習，如果需要加大強度，可以做直腿或單臂的俯臥撐練習。

　　◀**方法 2**

　　① 坐在椅上，身體後仰靠在椅背上，挺胸抬頭，兩臂於體側平屈，兩手持啞鈴，手心向前（圖 2-10）。

　　② 兩臂垂直上推至直臂，手心相對，胸肌收緊，稍停後回到動作①。重複練習 10～15 次，休息 1 分鐘後，再練習兩組（圖 2-11）。

　　斜板上推主要是練習我們的上胸部肌肉，男女均適

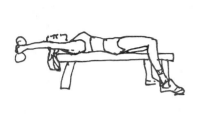

圖 2-12

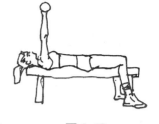

圖 2-13

用，但主要針對女子，我們可由增加啞鈴重量，來增加練習強度。

◀方法 3

①平躺在床或者椅上，兩手持啞鈴直臂伸於頭頂前方（圖 2-12）。

②胸肌收縮，帶領兩臂上抬至胸前平舉，然後再慢慢還原至動作①，再練習兩組（圖 2-13）。

4 腹部健美鍛鍊法

☞作　用

腹部雖然是非常容易堆積脂肪的部位，但要減去腹部脂肪也不是一件難事，只要適量的有氧運動＋局部訓練就可達到您想要的效果。下面我們介紹三種簡單的易行的腹部訓練法，依法訓練一定會使您得到平坦的腹部。

☞方　法

◀方法 1

① 兩腿開立半蹲，雙臂於胸前平屈，挺胸、立腰（圖

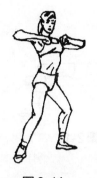
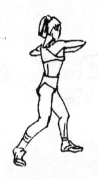
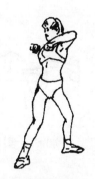

圖 2-14　　　　　　　圖 2-15　　　　　　　圖 2-16

2-14）。

　　②兩腿不動，身體慢慢左轉（圖 2-15）。

　　③再向右轉，儘量轉到最大幅度（圖 2-16）。

　　左右轉動的速度由慢至快，注意腰部收緊，轉動時要有控制，連續轉動 20～30 次，休息 1 分鐘後，再做 2 組。

◀方法 2

　　①屈膝仰臥，右腳放在左膝上，雙手放頭下（圖 2-17）。

　　②一側肩部慢慢抬起，左肘儘量靠近右膝，稍停後還原至動作①（圖 2-18）。

　　連續練習 10～15 次，休息後換方向做，左右各練習 3

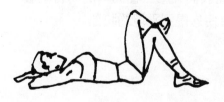
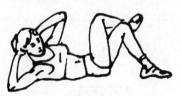

圖 2-17　　　　　　　　　圖 2-18

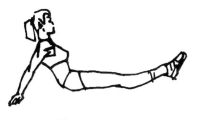

圖 2-19

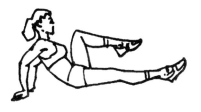

圖 2-20

組。注意慢起慢落，腹肌用力。

◀方法3

① 直腿坐立，兩手撐地（圖 2-19）。

②③ 左右腿交替，屈膝抬起，儘量靠近胸

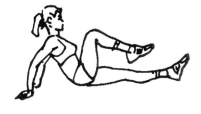

圖 2-21

部，20～30 次為 1 組，做 3 組（圖 2-20、圖 2-21）。

以上三種腹部練習都是局部的訓練，要想達到好的效果，還要配合有氧運動（如健身操，跑步等）來進行。

每天練習或隔天練習，一個月後便會初見成效。

5 腰部健美鍛鍊法

☞ **作　用**

消除多餘的脂肪，使腰身窈窕，體態健美。

☞ **方　法**

如果腰腹過肥，除進行以下鍛鍊外，還需配合有氧運

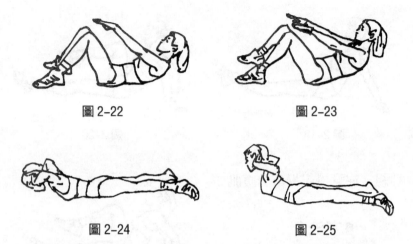

圖 2-22　　　　　　　　　　圖 2-23

圖 2-24　　　　　　　　　　圖 2-25

動，如健身操、游泳等，這樣效果才顯著。以下鍛鍊請隔天進行。

◀仰臥直臂起坐

【預備】：仰臥屈膝分腿，雙手向前伸直，上體抬起30度（圖2-22）。

【動作】：上體由30度抬至40度左右（圖2-23）稍停，還原成預備姿勢。反覆做20～40次。

【作用】：使腹直肌、腹內外斜肌及髂腰肌收緊、有形。

◀俯臥抱頭挺身

【預備】：俯臥分腿，雙手抱頸或頭（圖2-24）。

動作：儘量向上抬起上體（圖2-25），還原成預備姿勢。反覆做20～30次。

【作用】：鍛鍊背部及後腰部肌肉群，使後腰背結實不鬆弛。

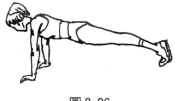

圖 2-26

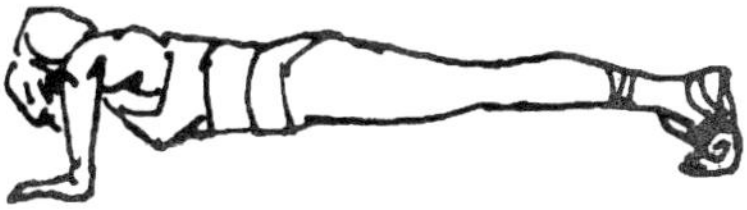

圖 2-27

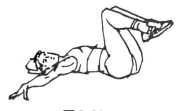

圖 2-28

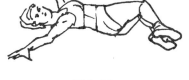

圖 2-29

◀俯臥撐

【預備】：雙腿併攏，雙臂伸直支撐（圖 2-26）。

【動作】：肘關節向兩側屈，身體下壓，伸展胸肌（圖 2-27）。然後用力向上推起至預備姿勢。反覆做 10～20 次。

【作用】：使胸、肩、手臂的肌肉飽滿，與腰部形成反差。

◀仰臥轉腰臀

【預備】：仰臥，併腿屈膝抬起，兩臂側伸，掌心向下（圖 2-28）。

【動作】：雙腿向左側倒下至膝觸地，同時上體儘量向右轉（圖 2-29）。還原成預備姿勢，再反方向做。反覆做 20～30 次。

【作用】：鍛鍊腰及下腹部。

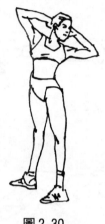
圖 2-30

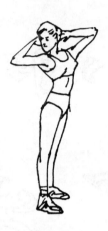
圖 2-31

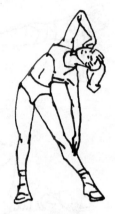
圖 2-32

◀站姿轉體

【預備】：分腿站立，兩手放頭後。

【動作】：雙腿不動，上體向左後方轉動（圖 2-30）。然後上體再向右轉動（圖 2-31）。做時動作要連貫。反覆做 20～40 次。

【作用】：促進腰部組織的新陳代謝，鍛鍊腰部肌群。

◀體側屈

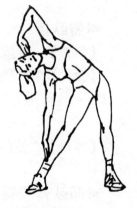
圖 2-33

【預備】：分腿站立。

【動作】：左側屈體，左臂伸直下摸，右臂屈肘摸耳朵（圖 2-32），然後右側屈體（圖 2-33）。反覆做 20～30 次。

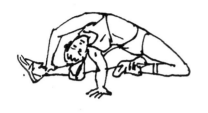

圖 2-34

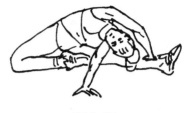

圖 2-35

◀伸展腰部

【動作】：坐在地板上，屈左腿收在體前，右腿向右側伸直。向右側屈體，左手握住右踝關節，儘量把身體下壓，充分伸展左側（圖 2-34）。靜止 10 秒鐘，然後換腿反方向再做一遍（圖 2-35）。

6 臀部健美鍛鍊法

☞ 作　用

臀部脂肪過多會下垂，令很多女性朋友煩惱。要解決這個問題，不僅要注意飲食，而且還要學會科學的運動方法。

下面介紹幾種臀部訓練方法，供大家參考。

☞ 方　法

◀方法 1

① 兩腳開立，兩手扶椅背，收腹、收臀、挺胸抬頭（圖 2-36）。

② 保持身體姿態，慢慢下蹲至深蹲位置，再慢慢站起至動作①。重複練習 10～15 次，做 3 組（圖 2-37）。

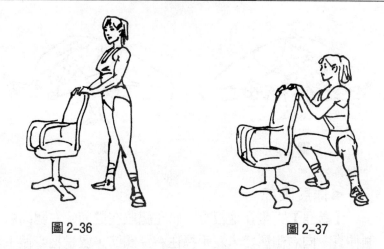

圖 2-36　　　　　　　　　　　　　圖 2-37

【注意】：動作過程中，臀部始終收緊，以臀肌的收縮帶動身體向上。

◀方法 2

① 右腿屈膝 90 度向後抬起，腳底向上，儘量抬高，臀部收緊（圖 2-38）。

② 右腿慢慢放下，不要觸地，臀部伸展，重複練習 10～15 次，休息 1 分鐘後換腿再做。兩腿各做 2 組（圖 2-39）。

◀方法 3

① 屈膝仰臥，雙手放在身體兩側（圖 2-40）。

② 臀部上抬，臀肌收縮，稍停後，慢慢還原至動作①。重複練習 10～15 次，休息 1 分鐘後再做 2 組（圖 2-41）。

臀部與腹部相同，都需要在進行有氧健美操訓練的前提下，再做局部的肌肉訓練，才可達到理想效果。每天或隔天訓練，一個月後便可出現奇蹟。

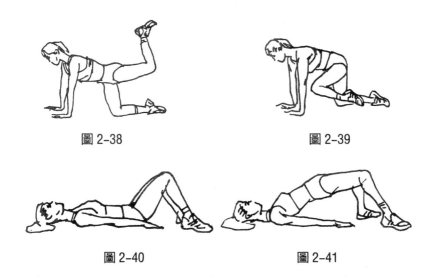

圖 2-38　　　　　　　圖 2-39

圖 2-40　　　　　　圖 2-41

7 雙腿健美操

☞ 作　用

雙腿漂亮健美。

☞ 方　法

（1）直立，雙腳齊肩寬，腳尖和膝蓋儘量分向兩邊，雙手貼身。骨盆先右後左轉動。回到準備姿勢。踢右腿，可彎曲，同時左腿半蹲。再踢右腿，不准彎曲，同時雙手在頭頂上擊掌。換左腳再做。

（2）仰臥。雙腳微微抬離地面，輪流彎曲和伸直。

（3）屈膝仰臥，腳掌著地。腳掌不離地面，膝蓋分向兩邊，再合攏。

（4）坐在椅上。雙腿伸直，然後抬起，越高越好，並儘量保持這個姿勢幾秒種。緩慢放下。

（5）仰臥。轉動伸直的雙腳，先向裏，膝蓋互相靠近，再朝外。

（6）仰臥。先彎曲雙腿貼近胸部。然後，緩慢向上伸直雙腿，與身體垂直。回到開始姿勢。再做。

（7）坐在地板上。彎曲雙腿，腳掌儘量貼近大腿。雙手放在身後支撐地面。緩慢轉動膝蓋，儘量碰到地面。

（8）仰臥。雙腳完成蹬自行車的動作，速度越快越好。

（9）側臥，一條腿壓另一條腿，膝蓋彎曲成直角。一隻手撐頭，另一隻手在胸前撐地。向上抬一條腿，抬得越高越好。然後，這條腿在空中畫弧，儘量讓膝蓋碰到地面。做6～12次後，換方向，再做。

（10）準備姿勢同上。一條腿蜷起，貼近身體。然後，彷彿克服阻力，用力伸直。能做多少次，就做多少次。換方向，再做。

（11）四肢著地，身體前傾。向一邊掄右腿，腳尖著地。換左腿再做。

（12）右側臥，右手胳膊肘支撐身體，左腿彎曲放在右腿膝蓋外側著地。左手握左腳踝關節。微微向上抬起右腿。有疲勞感，換左側臥再做。

（13）站立，雙手扶椅背。緩慢向兩側抬腿，先右後左。

（14）站立，雙手叉腰。雙腳輪流做前弓箭步，也可以向兩邊做側弓箭步。

（15）站立，側身貼近支柱。一隻手抓住支柱，向前向後使勁踢腿，換腿再做。

8 小腿健美法

☞ 作　用

人體各部的結構勻稱，協調於一體，便會給人以一種美的感覺。然而人們通常注重五官美、身段美和皮膚美等，往往忽視了作為整個人體的一個重要組成部分———小腿的健美。

小腿的外形美，一般說來，主要是看小腿的周徑與小腿的長度是否成比例；其次，要看上去有一種修長且富有彈性的感覺。小腿的最大周徑同小腿的長度（小腿外側，髕骨下緣至外踝下緣的距離）之比約為 1 比 1.2 左右。人們一定很羨慕芭蕾舞演員那修長且富有彈性的小腿吧，這裏介紹的小腿健美鍛鍊方法，簡便易作，只要長期堅持鍛鍊，無論是肥胖或消瘦的小腿都能達到健美的標準。

☞ 方　法

◀踮腳起蹲法

兩腳呈八字站立，腳跟併攏，兩腳之間呈 90 度角。踮起足跟，小腿用力收縮，作下蹲站起之動作。雙手可扶牆或桌子等，但上肢不能用力。開始每次做五十至七十次，以後每次加量，以小腿酸脹為度。

◀分腿運動法

兩腿站法同上述。兩手撐腰。兩「膝蓋」上提，下面

分兩步運動。

　　①**前伸運動**：一腳向前伸出（腳跟呈直線方向運動）足跟在運動中抬起，腳尖抵地，用力收縮小腿肌肉。然後直線收回，整個腳掌著地，接作外展運動。

　　②**外展運動**：仍以足跟為直線外展，足跟在運動中抬起，腳尖抵地，用力收縮小腿肌肉。然後直線收回，接作前伸運動，如此交叉反覆運動。每次作 5 分鐘左右，兩腳交替反覆進行。

　　◀**踮腳跳躍法**

　　兩腳站法同上述。兩手撐腰，用雙腳前掌起跳，下落時，先前腳掌著地，然後全腳掌著地，再踮腳起跳。

　　◀**搓揉小腿法**

　　坐位。小腿肌肉放鬆，用雙手掌搓揉小腿肌肉，手法宜輕揉，做 2～3 分鐘。

9 大腿健美法

☞ 作　用

　　想擁有苗條的雙腿，首先我們要做的就是有氧運動，如慢跑或做健身操都可以，有利於大腿健美。

☞ 方　法

　　◀**直立提膝**

　　自然站立。雙腿輪流屈膝上抬，儘量抬到 90 度以上，同時兩臂上抬。運動時，感覺大腿前部肌肉用力。連續練

習 5 分鐘。

◀站立側抬腿

併腿屈膝站立。單腿支撐，另一腿直腿向一側抬起，同時兩臂屈肘側抬，稍停後還原。運動時，感覺大腿外側肌肉收縮。兩腿交替練習 2 分鐘。

◀扶椅後屈腿

雙手扶椅背，單腿站立，另一腿後抬 45 度。大腿保持不動，做屈伸小腿的動作。運動時，感覺大腿後側肌肉用力。反覆練習 30 次後，換腿再做。

◀分腿下蹲

兩腳前後分開站立，腳尖向前。慢慢下蹲至前後腿屈膝 90 度的位置。再慢慢站起。反覆練習 20 次後，換腿再做。

◀側臥抬腿

側臥，屈肘支撐起上體，右腿屈膝豎起，左腿伸直，腰腹部收緊。左腿做抬起放下的動作。運動時，感覺大腿內側肌肉用力。反覆練習 30 次後，換腿再做。

10 美臂運動處方

☞作　用

日常生活中手臂是活動最多的部位，但其運動的方向大多為向前或向側，由於較少有向後的運動，因而手臂內側容易造成肌肉鬆弛、脂肪沉積、缺少彈性，尤其是 25 歲以上的女性，更能體會到雙臂缺少彈力的尷尬。

要想擁有富有彈性、體現健康的雙臂還須面面俱到，

趕快奉獻十招，只要每天堅持運動，即使只學一招也會有
令你倍添自信的好效果。

☞ 方　法

（1）雙手交叉向前推，至兩臂完全伸直，手心向前，
保持靜止 2～3 秒。

雙手旋轉收回。目的是鍛鍊內臂，使之結實（10～20
次）。

（2）雙手交叉放於腦後，雙臂用力向上伸直，手心向
上，保持 2～3 秒，放鬆收回。對改善內臂的鬆弛十分有效
（5～10 次）。

（3）使雙臂緊張，一隻手放於另一側肩部垂直下壓，
被壓肩用力向上聳起（左右各 3～4 次，共進行 5 次）。

（4）雙臂向前伸展，手心向下，手臂肌肉繃緊，同時
外旋雙臂至手心朝上，並漸向兩側打開。這組動作有助於
鍛鍊上臂，使之勻稱（15～20）次。

（5）雙臂自然彎曲，手掌用力伸開，再慢慢握成拳
狀。動作一定要緩慢、用力，有利於鍛鍊小臂（8～10
次）。

這組動作（1～5）屬靜態練習，有助於收緊鬆弛的肌
肉，減少手臂內側脂肪堆積下沉，恢復彈性。對於雙臂過
於纖細，想增強肌肉感的女性來說，下面的動態練習將幫
你「強化」雙臂，畢竟「骨感美」的年代早已過去，健康
有活力的美才更加體現女性的魅力。

此組動作可借助一些輕重量級的器械，如小啞鈴（2.5
磅～5 磅），沒有器械時，1 瓶礦泉水、1 本字典也可任你

信手拈來。重量的選擇要因人而異，量力而行。如果想練出比較明顯的肌肉就要選擇重量略大的器械，練習時次數要相對減少，而要想擁有流暢緊繃的線條，則要選擇輕重量器械，並增加練習次數。

（6）雙手共握一重物，垂直上舉，以肘為軸向後疊臂，直至後側肌肉充分伸展，再用力把臂伸直，目的是鍛鍊手臂後側鬆弛的肌肉，令其結實有質感（8～12次）。

（7）肩側推舉。雙手各握重物，肩側曲臂，手心向前，用力向上推舉，至兩重物相碰，再原路收回。此動作集中鍛鍊臂部三角肌，以明顯改善肩部外觀，使雙臂挺拔，改變溜肩、窄肩等不良形體（10次）。

（8）雙手各握重物，手心向後，雙臂微曲，由體前成弧線向兩側拉開至肘部略高於肩部，返回（8～10次）。

（9）雙手各握重物，上臂稍貼緊軀幹，以肘為軸，兩臂交替向上做彎舉動作，至肌肉完全收緊，停2秒後向下伸直（8～12次）。

（10）雙手正握或反握重物，雙臂自然彎曲，腕部交替屈伸（8～10次）。

動態練習必然要用到一些重物，然而重量越大，動作不規範的可能性就越大，手臂也容易受到損傷，因此，建議用意念或感覺促使肌肉緊繃，而不是單純依靠重量刺激肌肉。同時所有動作都應慢速完成。

為防止扭傷，提高身體的靈活性，鍛鍊前後都要做伸展運動，避免肌肉緊張結塊，保持良好的身體姿態。

11 簡易健美操

☞作　用

近年來，美國各地流行一套各有六組動作的簡易健美操。該操每天堅持做 1～2 遍，能減肥強身，使人精力充沛。

☞方　法

◀深呼吸運動

直立、雙腳稍分開，兩手叉腰、挺胸伸頸，做腹式深呼吸。

◀爬繩運動

站立、抬頭上看，兩臂上舉，想像著爬繩。然後手腳配合做爬繩動作，同時有節奏地呼吸，右手上爬時吸氣，左手上爬時呼氣。

◀臂繞環運動

直立，併腳，抬頭，兩臂側平舉。做順時針和逆時針的臂繞環運動，開始時繞小圈，然後動作逐漸加大。

◀半仰坐運動

仰臥、屈膝、腳放鬆、手放在大腿上。吸氣、低頭、抬上體，兩手順大腿前滑，直摸到膝蓋。呼氣，還原。

◀半俯臥撐運動

俯臥，抬小腿，兩手撐地。以膝蓋為交點，兩臂用力，撐起上體，撐起時吸氣；還原時呼氣。

◀轉體運動

端坐，腿併攏，兩臂前平舉，臂右擺，向右轉體，吸氣。還原，呼氣。動作幅度盡可能大些，然後向左轉體。

12 餐前餐後健美操

☞ 作 用

健美操可選擇在進餐前或餐後 1.5 小時做 30 分鐘練習。初練時，每節的重複次數可量力而行，以後逐漸達到練習的規定次數。練習前後需做 5～7 分鐘步行的準備活動和整理活動。練習的韻律和節奏由慢到快，肢體的擺幅由小到大。

☞ 方 法

（1）站立於椅背的右側，右手扶握椅背。左腿後擺，左臂前伸，左腿和左臂相互作正面弧形振擺。呼吸均勻，重複 12～16 次。以後，動作相同，左右腿、臂交換練習。

（2）面向椅背站立（椅距稍短於腿長）。左、右腿依次輪跨過椅背（如不能馬上跨過椅背，可用方凳代替）。呼吸均勻，兩腿各重複 8～12 次。

（3）右腳向前作箭步，頭部和兩臂同時向箭步方向轉動。然後，動作相同，方向相反。兩臂擺動如鐮刀割草的動作。呼吸均勻，重複 12～30 次。

（4）趄腿分腿坐地。上體斜向右腿，反彈 3～4 次。兩手順著右側滑向右腳。上體再反彈 3～4 次，兩手在兩腿間順著地上滑動。然後，動作相同，方向相反，練習 3～4

次。上體彎曲———呼氣；上體伸直———吸氣，重複
4～6次。

（5）仰臥，兩腿直伸，兩臂位於體側。吸氣時，牽動
前腹壁，鼓起腹肌，震動腹部。呼吸均勻，重複30次。

（6）腳踵抵著地，不借助兩手支撐，練習仰臥起坐、
呼氣；上體躺———吸氣。初練時，腳尖不離地，練習慢
起俯臥撐，挺胸、抬頭、稍停幾秒鐘。呼吸均勻，重複
3～4次。

13 頂球健美法

☞作　用

近些年來，為了迎合人們物質生活富足之後對減肥，
尤其是健美的渴求，各種方式方法層出不窮。這裏，我向
大家推薦一種簡便、廉價、有趣，且有效地減肥、健美之
法———頂球法。

☞方　法

買只氣球，鼓氣紮口，選擇沒有大風的地方，比如室
內，鍛鍊者仰躺在床上或地上，用手擲球於空中，之後，
儘量靠雙腳和雙腿將氣球頂彈在空中，不使之落地。當
然，一旦落地，則再擲再頂。而後還可站立，用手托球，
運動放鬆全身。

這個方法減肥、健美的奧秘之處在於，當我們仰躺著
舞動腿腳，把不同方位的氣球頂彈起來的時候，總是運用著
腹肌、腿肌、腰肌和背肌，而且強度適中，可運動全身。

14 保持形體操

☞ 作　用

　　隨著年齡的增長，形體也在悄悄地發生著變化，當你站到鏡子前照一照，會發現形體有了許多不足。但不要絕望，因為通向健美形體之路就在你的腳下，從今天起開始做這套健美操，苗條又勻稱的身材還會依舊。

☞ 方　法

（1）坐　地

　　雙腳併攏，膝蓋彎曲，雙手身後支撐，手指朝前，手掌和肩部在一條直線上。緩慢彎屈雙臂，身體後抑，讓胳膊肘儘量貼近地面。做時腹部放鬆，把身體的重量主要放在雙臂上。雙臂彎屈後，肩部應在手掌之後。

（2）俯　臥

　　額貼地，雙臂屈肘放頭前，指尖相握。手不動，兩臂緩慢向上張開，帶動肩胛骨分開。

　　【注意】：為了雙臂始終微微抬起，背部肌肉要繃緊，為固定頭部位置，額下可放只小枕頭。

（3）左側臥

　　上身放鬆，右腿屈膝放在左腿上。下面的左腿緩慢上抬，越高越好。放下，不要碰到地面。再抬再放下，連續做。換方向臥，再做。

　　【注意】：抬腳時膝蓋不離地。腳下可墊塊軟毛巾。

（4）仰　臥

雙腳彎屈，膝蓋併攏，雙手抱雙肩，兩臂交叉放胸前，①上身離地，抬得越高越好；②身體右轉；③身體再轉回中間；④回到準備姿勢。接下來，身體左轉，注意，只是上身運動，下身不動。

（5）俯　臥

雙手放下巴下，左腳伸直，右腳伸向一側，腳尖朝外。右腳緩慢上抬，放下，連續做。換腳再做。伸向一側的腳越遠，完成動作的難度也越大。但骨盆一定要緊貼地面。

15 卡蘭形體操

☞作　用

美國女體操教練卡蘭・蘋克娜設計了一系列深受歡迎的健美操，現在又推出「卡蘭」女子形體操。她認為，只要堅持操練 10 次，就會顯得年輕 10 歲，因為 1 小時的卡蘭操訓練相當於 7 小時的傳統體操。

☞方　法

這套操不需要特殊的器械、專門的衣服和鞋，穿普通的運動服即可。

開始階段一週 3 次。每次 1 小時，見效後可改為一週 2 次。

每次操練前先做準備動作。每節動作的準備姿勢相同：雙腳齊肩寬、背直、收腹。

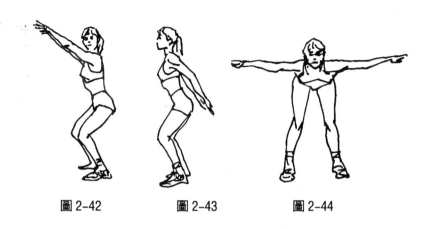

圖 2-42　　　圖 2-43　　　圖 2-44

踮起雙腳，舉起雙手，全身伸一伸，舒展雙肩。

雙腳膝蓋彎曲，半蹲，雙手向上前伸，背要直（圖 2-42）。

接上節動作，雙手後伸，手掌朝上，脖子和下頦前伸，背要直（圖 2-43）。

上身前屈，與地面平行，雙手伸向兩側，膝蓋要直，全身伸一伸（圖 2-44）。

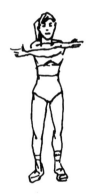

圖 2-45

接下來做卡蘭操，1～3 節有利胸部和背部的肌肉；

4～6 節特別有利美化腿部線條，可減去多餘重量，繃緊臀部。

（1）雙臂胸前交叉，似乎想抱住自己，感受一下，所有的胸肌都繃緊了（圖 2-45）。

（2）雙手後伸，繃緊身體，就像弓上的弦（圖 2-

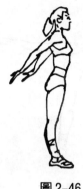
圖 2-46

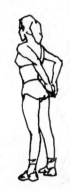
圖 2-47

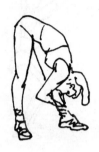
圖 2-48

46）。

（3）同上，胳膊肘略彎曲，手掌互相擠壓（圖2-47）。

（4）儘量前傾，雙手伸直，手掌碰地，保持六十

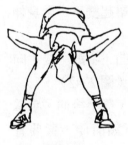
圖 2-49

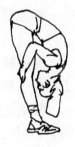
圖 2-50

至一百秒。然後，緩慢把身體轉向支撐的直腿，似乎身體「躺」在這條腿上。雙手抱住腳踝。再轉向另一條腿（圖2-48）。

（5）雙腳齊肩寬，身體前傾，手掌抱住膝蓋，胳膊肘伸向兩側，似乎想讓上身從兩條腿中間伸過去（圖2-49）。

（6）雙腳併攏，身體前傾，雙手輕輕抱住膝蓋，鼻子頂在膝蓋上（圖2-50）。

16 收腹健美操

☞ 作　用

要保持優美的身材，除了正確地節制飲食外，運動更是不可缺少的。健美運動專家為中年人設計了一套收腹健美操，每天只需花 20 分鐘，堅持練一段時間，腰腹就會變細，身體更加健康。

☞ 方　法

下面介紹的就是國外流行的收腹健美操。

◀拱揹運動（圖 2-51，2-52）

【預備姿勢】：跪撐，抬頭，背平直。

【動作】：拱背，低頭，收縮腹肌，保持姿勢 5 秒鐘，還原。反覆做 8 次。收縮腹肌時呼氣，還原時鼻子吸氣。

◀體側屈運動（圖 2-53，2-54）

【預備姿勢】：盤腿端坐，雙手放在體側地上。

【動作】：左手向左側方滑出，上體左側屈，右臂上

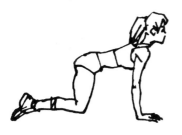

圖 2-51

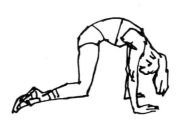

圖 2-52

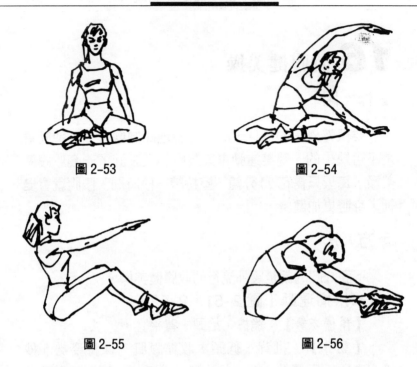

圖 2-53　　　　　　　　　　圖 2-54

圖 2-55　　　　　　　　　　圖 2-56

舉，隨之向左側擺振，反覆向左側屈擺 4 次，還原。換右
側做 4 次。重複兩遍。側屈時臀部不動，動作要做得慢而
有節奏。

◀划船運動（圖 2-55，2-56）

【預備姿勢】：坐姿，兩腿屈膝分開，雙臂前平舉，手
心向下。

【動作】：雙手隨上體前屈而前伸，頭伸向膝間，還
原。每間隔 6 秒鐘做 1 次，反覆做 24 次。腰背挺直時收
腹。上體前屈時呼氣，伸直時吸氣。

◀腿部運動（圖 2-57）

平臥，左臂後伸平放，左腿伸直，右腿屈膝撐起，右

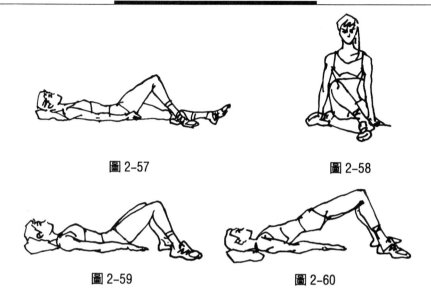

圖 2-57　　　　　　　　　　　圖 2-58

圖 2-59　　　　　　　　　　　圖 2-60

臂平放體側。背部貼緊地面，左臂前舉、左腿後抬，儘量使兩者相碰。重複 12 次，再換右臂、右腿做 12 次。要點是收腹，保持背部平直。

◀扭轉運動（圖 2-58）

坐姿，兩臂自然下垂，左腿屈膝右放，右腿屈膝抬起，腳放左大腿外。上體向右扭轉，左手置右腳跟上，右手放在身後地板上，眼睛看右肩。保持姿勢 20 秒鐘。換方向做相同動作。各重複 2 遍。轉體時收腹，深呼吸。

◀收腹運動（圖 2-59）

仰臥，雙腿分開，腰不貼地，兩臂平放體側。收緊腰肌，使脊柱緊貼地面，保持姿勢 6 秒鐘，然後放鬆還原。反覆做 12 次。收腹時呼氣，放鬆時吸氣。

◀挺腰運動（圖 2-60）

【預備姿勢】：仰臥，背貼地，雙腿屈膝分開，雙臂

平放體側。

【動作】：收腹肌，緩慢挺起腰部，直至只有肩頭觸地。背部保持挺直 4 秒鐘。然後緩慢放下腰部還原。反覆做 12 次。

17 矯形健美操

☞作　用

矯形健美操同一般健美操區別在於，它是為形體有缺陷的人專門設計的，但動作並不複雜，很適合中青年女性練習。只要認真做，一個月後就能見效。

☞方　法

◀手　臂

【預備姿勢】：站立，雙腳分開同肩寬，雙手握啞鈴，肘部稍彎曲。啞鈴重量 0.5～2 公斤，也可根據自身情況選定。

【動作】：兩臂側平舉，放下。做 8～12 次，中間休息 30 秒（圖 2-61、2-62）。

【注意】：手掌不要翻轉朝外。

◀背

【預備姿勢】：坐在椅子上，向前傾斜 45 度，雙手握啞鈴自由下垂。

【動作】：肘部彎曲，向上向後抬起雙手，儘量向後擴展雙肩，保持該姿勢 1 秒鐘。還原。做 8～12 次，中間休息 30 秒（圖 2-63、2-64）。

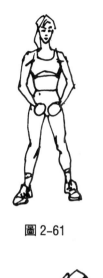

圖 2-61

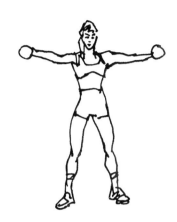

圖 2-62

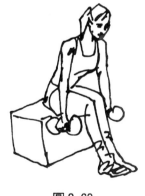

圖 2-63

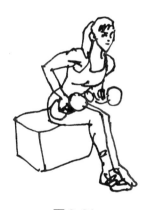

圖 2-64

◀腹

【預備姿勢】：坐地，雙手伸直，體後支撐，屈膝，前腳掌著地。

【動作】：抬起雙腳，屈膝，儘量用膝部碰胸部，連續做 16～32 次（圖 2-65、2-66）。

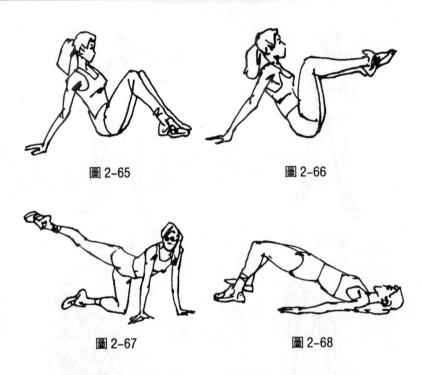

圖 2-65　　　　　　　　　　圖 2-66

圖 2-67　　　　　　　　　　圖 2-68

【注意】：上身不動，只有雙腳在運動。

◀腿

【預備姿勢】：左膝蓋著地，伸直雙手支撐，右腳後伸。

【動作】：右腳完成畫圓運動，向上、向左、向下、向右連續 16 次。換腳再做（圖 2-67）。

【注意】：轉動腳的膝蓋不許彎曲，與臀部在一條直線上。

◀臀

【預備姿勢】：仰臥，雙臂置體側伸直，屈膝，雙腳分開同肩寬，全腳掌著地。

【動作】：抬起臀部，還原。做 16～32 次（圖 2-68）。

【注意】：肩胛骨不離地。

18 實心球健美操

☞ 作　用

　　自己動手做一個實心軟布球，開始進行鍛鍊吧。一週
2 次，每次 1 小時，就能除去多餘的脂肪，減輕體重，保
持纖細的體型，還能使動作俐落敏捷。

　　起初，有些動作難度較大，不要勉強自己，隨著時間
推移，你就能出色完成全套動作了。

☞ 方　法

　　（1）俯臥。前伸的雙手和臉貼地。雙腳夾球上抬 5
次。接下來，雙手抱球上舉，雙腳不動，上體儘量抬離地
面 5 次。最後，抱球的雙手連同雙腳同時上抬起 5 次。

　　（2）側臥，左側著地。雙手抱球伸直，轉動身體或俯
臥→右側著地→仰臥。轉動的同時，雙手和雙腳儘量離地
2～3 公分。做 10～20 次。換右側著地再做 10～20 次（圖
2-69）。

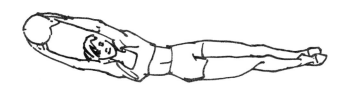

圖 2-69

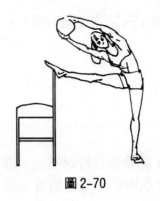

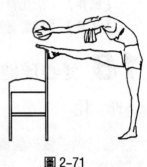

圖 2-70　　　　　　　　　　圖 2-71

（3）雙手抱球舉過頭頂，身體上伸 19 秒，再把抱球的雙手放於頭頂，10 次。

（4）雙手抱球舉過頭頂，雙腿略分開屈膝。左轉右轉各 10 次。

（5）雙手胸前抱球，繃緊腹部，後仰 5 秒。還原，10 次。如增加動作難度，可將後仰時間延長到 7 秒。

（6）站立，左腳搭椅背，雙手抱球舉過頭頂，緩慢向左傾斜。面對椅背，向前彎腰，10 次。換腳再做（圖 2-70，2-71）。

（7）右腳站球上，雙手叉腰，左腳向前、側、後面踢。注意保持平穩。如增加動作難度，可舉起雙手後再踢。30 次。換腳再做（圖 2-72，2-73）。

（8）右腳站球上。抬左腳，右手抓住左腳背，左手壓緊膝蓋，保持平衡 10 秒。逐漸增加到 1 分鐘。換腳再做（圖 2-74）。

（9）右腳站球上。雙手抱左小腿，抬得越高越好，保持平衡 7～30 秒。換腳再做（圖 2-75）

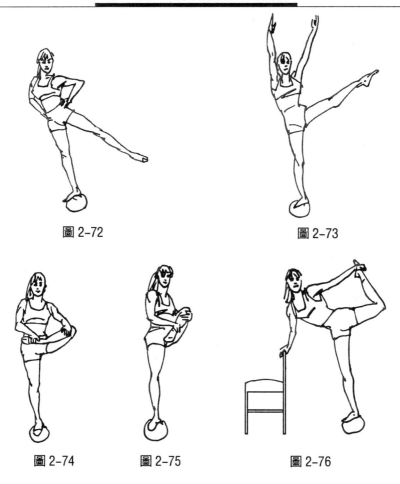

圖 2-72　　　　　　　　　　　　圖 2-73

圖 2-74　　　　圖 2-75　　　　　圖 2-76

　　（10）右腳站球上，右手扶椅背。左手抓左腳尖向上
後伸。熟練後可不扶椅背。保持平穩 3～5 秒。換腳再做
（圖 2-76）。

　　（11）左腳站球上，左手扶椅背。右手抓左腳腳後
跟，引向側面再上抬。左手離開椅背上舉。保持平衡 2～5
秒。換腳再做（圖 2-77）。

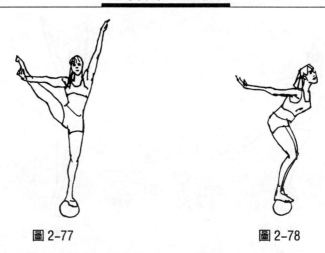

圖 2-77　　　　　　　　　　　圖 2-78

（12）雙腳站球上。雙手分開後伸，抬頭彎腰，屈膝下蹲，保持平衡 10 秒（圖 2-78）。

19 啞鈴健美操

☞作　用

改善體形，消除熱量。

☞方　法

音樂選擇：迪斯可音樂，22 拍 /10 秒。

啞鈴重量：女士 1 公斤，男士 2 公斤。

預備姿勢：兩手持啞鈴，自然站立。

◀第一個八拍

1-2. 左腳向前跨一步，略屈膝，同時兩臂向前抬起，成前平舉，手心向下（圖 2-79）。3-4. 還原（圖 2-80）。5-6. 左腳向左側跨一步，略屈膝，同時兩臂向兩側張開，

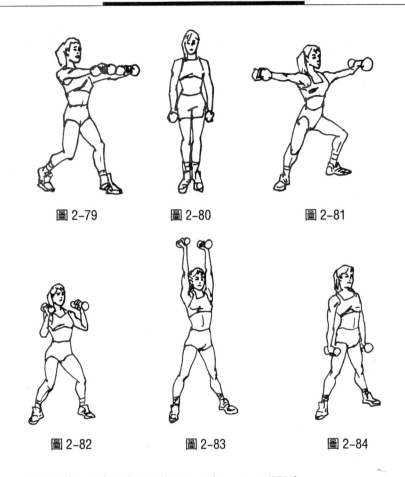

圖 2-79　　　　　　圖 2-80　　　　　　圖 2-81

圖 2-82　　　　　　圖 2-83　　　　　　圖 2-84

成側平舉，手心向下（圖 2-81）。7-8. 還原。

◀第二個八拍

動作同第一個八拍，方向相反。

◀第三個八拍

1-2. 左腳向左側跨一步，略屈膝，同時屈兩臂上舉啞鈴（圖 2-82）。3-4. 兩腿伸直，同時直臂上舉（圖 2-83）。5-8 同 1-4，但還原時，雙腿分開站立（圖 2-84）。

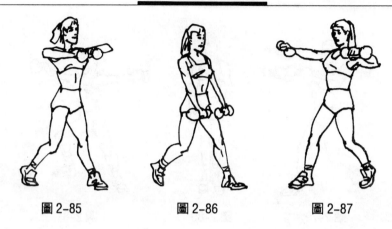

圖 2-85　　　　　圖 2-86　　　　　圖 2-87

◀第四個八拍

　　動作同第三個八拍，方向相反。但 7-8
還原時，雙腿併攏站立。

◀第五個八拍

　　1-2. 左腳向左側前方跨一步，略屈膝，
同時屈臂屈肘上抬，手心向下（圖 2-
85）。3-4. 兩臂伸直下放（圖 2-86）。5-8
同 1-4，速度加快 1 倍做。

◀第六個八拍

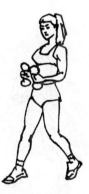

圖 2-88

　　1-2.右腳向右側前方跨一步，略屈膝，
同時兩臂略屈肘張開上抬（圖 2-87）。3-4. 兩臂屈肘下放
至腰間（圖 2-88）。5-8 同 1-4，速度加快 1 倍做。

◀第七個八拍

　　1-2. 左腳向左跨一步，略屈膝，同時屈臂屈肘上抬
（圖 2-89）。3-4. 兩腿伸直，同時兩臂伸直上舉（圖 2-
90）。5-6. 兩腿略屈膝，兩臂下放至側平舉（圖 2-91）。
7-8. 兩腿伸直，兩臂下放（圖 2-92）。

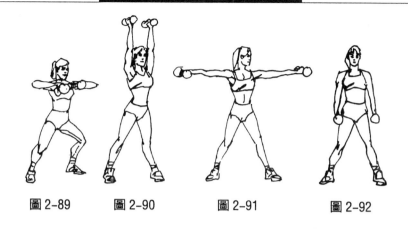

圖 2-89　　　圖 2-90　　　　圖 2-91　　　　　圖 2-92

◀第八個八拍

　　動作同第七個八拍，方向相反。但 7-8 還原時，恢復至預備姿勢。

　　重複練習以上動作 2～3 遍。

　　器械訓練結合有氧操練習可以有效地改善形體。如果用小重量的器械連續訓練 30 分鐘以上，既可以達到器械訓練的效果，又可以起到消除熱量的作用。

二、減肥運動處方

1 步行減肥法

☞ 作　用

　　運動醫學家研究發現，大步疾走是最好的有氧運動。長時間的大步疾走可增加體內的能量消耗，促進體內多餘脂肪的利用。那些因多食少動而肥胖的成年人，如果能堅

持每天鍛鍊，並適當控制飲食，就能收到減肥的效果。

☞ 方　法

採用「步行」減肥健美法要有一定的步幅、速度和距離的要求，既不同於散步，又不同於慢跑，簡便易行，減肥效果顯著，被認為是一種最適宜中老年人的減肥健美方法。具體練習方法如下：

（1）正確的步行姿勢是步幅比一般步行大，上半身略前傾，兩臂前後擺動，呼吸自然，注意力集中，大步流星地走，速度逐漸加快，距離加長。

（2）步行的速度為每分鐘 133 公尺（約 7 公里 / 小時），心率為最大心率的 70%。一天之內應該連續行走不少於 60 分鐘或日行萬步。

（3）步行的速度分為很慢、慢速、中速、快速和很快五種。很慢的速度為每小時 2.5～3 公里，每分鐘步數為 60～70；慢速的速度為每小時 3.1～4.0 公里，每分鐘步數為 70～90；中速的速度為每小時 4.1～5.6 公里，每分鐘步數為 90～120；快速的速度為每小時 5.7～6.4 公里，每分鐘步數為 121～140；很快的速度要求用 100～110 分鐘走完 10 公里，每分鐘步數為 140 以上。

（4）輕度肥胖者可選擇快速練習，中度肥胖者可選擇慢速和中速練習，重度肥胖者只能選擇很慢和慢速練習。要每天堅持鍛鍊，以平地練習為主，每次練習 40～60 分鐘。做到循序漸進，持之以恆。

（5）步行減肥鍛鍊前後，應做一些徒手練習和放鬆活動。步行時，衣著不必過多，鞋子要感覺舒適，鞋後跟最

好是橡膠底。

2 彎腰拾豆減肥法

☞ 作　用

　　一般人都知道，脂肪最易堆積於腰、腹部，而這也是影響人體形態的關鍵所在，怎樣才能令腰部變細、腹部變小呢？

　　這裏，向大家介紹一種既方便又有趣且不需花錢的收腹美腰運動───彎腰拾豆 100 粒。此方法已受到國外有關專家的一致推薦，並已在美國、日本等國家流行，頗為有效。

☞ 方　法

　　具體做法如下：每次用餐後約半小時，將 100 粒黃豆（或是其他豆類）撒落於地，準備一只盤子，然後彎下一次腰，撿起一粒黃豆放入盤中。

　　【注意】：每次彎腰只能拾一粒，而不能同時撿幾粒。這樣，當您拾完 100 粒黃豆就俯身彎腰了 100 次。此方法如能堅持不斷，便能起到理想的瘦身效果。

　　當您完成 100 次彎腰拾豆的動作時，能夠大量消耗體內的脂肪，加速脂肪的分解，並隨汗液排出體外。此時，體內脂肪細胞將明顯變小，腰部自然變細。同時也鍛鍊了您的腹肌，使腹部逐漸趨於平坦。

　　另外，由於此方法用於每餐之後，因而可以及時地將吃飯時攝入體內的脂肪迅速分化，避免過多脂肪存於體

內，防止體態變形。

再者，這種彎腰拾豆的方法老少皆宜，人人都能操作。

3 腹部速效減肥法

☞作　用

國外專家介紹了一種 45 天便可見效的腹部速效平坦法。

☞方　法

（1）熱身活動 10 分鐘，至全身微微出汗後，再用保鮮膜捆紮腹部 5～6 層。

（2）平臥位做腹肌運動。

臍上練習：下身固定不動，仰臥起坐，旨在使胃部凸出部分收緊平坦。

臍下練習：上身固定不動，雙腳抬起做屈伸腿和頭上舉練習，目的是收緊和減去整個下腹圍。

腹外斜肌練習：完成上下腹部練習後，再做各種腰部轉體練習。這種練習作為輔助練習，使上下腹部練習的減肥效果更加明顯。

（3）揉捏腹部，「驅趕」脂肪。有道是「七分運動，三分揉捏」。要想腹部儘快去脂，在腹部運動後再以順時針和逆時針方向做環形按揉各 100 次，「驅趕」脂肪外逸，促進脂肪代謝。

以上方法每次做 30 分鐘，每週 3～4 次，堅持 45 天必有顯著效果。

4 水中慢跑減肥法

☞ 作用與方法

在美國，成千上萬的人到大海或游泳池裏慢跑，這已成為當今美國最新的一項減肥運動。做水中慢跑運動，身體應垂直懸浮於深水中，鼻孔比水面稍高一些，四肢猛烈畫動，像在水中撲騰的鴨子的動作。

運動學家說：在水中慢跑能平均分配身體負載，比陸地跑有明顯的優勢。在陸地上，每跑一英里，每隻腳就得撞擊地面 1000 次左右，腳部、膝部和臀部都受到震盪，所以常常肌肉扭傷或韌帶拉傷，而在水中，下肢的震盪為零，不會出現上述事故。水的阻力是空氣的 12 倍，在水中跑 45 分鐘，相當於在陸地上跑兩小時。

水中慢跑對肥胖者尤其適宜。由於水的密度和傳熱性比空氣大，在水中消耗的能量比陸地多。試驗表明，在 12 度的水中停留 4 分鐘所散發出來的熱量，相當於在同樣溫度下陸地上 1 小時所散發出來的熱量。陸地上全力跑 100 公尺大約消耗 35 千卡能量，而在水中慢跑 100 公尺要消耗 65 千卡能量。

可見，在同樣的時間、強度下進行運動，水中要比陸地消耗的能量要多得多，這些能量的供應靠消耗體內的糖和脂肪來補充，此法可以逐漸減掉體內多餘的脂肪。

醫學專家說，人的腹部和腿可利用水的阻力得到很好的鍛鍊，要想減肥的姑娘在水中慢跑不僅可以袪除腹部的脂肪，而且能夠使雙腿變得修長。水中慢跑要循序漸進，

在水中慢跑 5 分鐘後，心跳速度不應超過每分鐘 110～130
次，並以休息和運動交替進行為宜。

5 唱卡拉 OK 減肥法

☞ 作用與方法

　　最近，日本一家公司為愛美人士推出一個減肥新
招———卡拉 OK 減肥。目前，減肥一族已經開始關注這
個卡拉 OK 減肥法。

　　這家公司與當地的健美俱樂部和大學科研部門反覆研
究、實驗，生產出一種能夠由演唱歌曲而計算出所消耗熱
量的軟體。使用這種軟體進行計算，每一個唱歌的人都能
知道自己高歌一曲後所消耗的熱量。

　　根據這種計算方法，唱完一曲大約要釋放 10～20 千卡
的熱量，歌曲越長，節奏越歡快，唱歌的人消耗的熱量越
多。唱一首搖滾歌曲或勁歌，比唱一首抒情歌曲所消耗的
熱量要多。當然，演唱的風格不同，也造成唱同一首歌的
耗熱不同，最大誤差可達 5 千卡。安室美惠在演繹「Can
You Cclcbratc」時，釋放出來的熱量是 16.8 千卡，而石原
佑二郎演唱的「今晚再謝你，夜霧」僅耗熱 8.8 千卡，也
許這就是安室美惠能夠擁有一個令人驚羨的苗條身材的主
要原因。

　　至於唱英文歌，情況也不同。對不是講英語的民族來
說，他們在唱英文歌曲時，通常會消耗掉更多的熱量。對
於那些下定決心要和肥胖說再見的人來說，選擇弗蘭克·
辛納特拉所演唱的英語經典歌曲「My Way」是最好的，因

為它需要你耗掉 15.6 千卡，接近安室美惠的水準了。

　　對那些高歌後要喝下一大杯啤酒或吃下更多的零食的人來說，卡拉 OK 減肥並不是一種好的選擇，但是只要你戒掉這個習慣，在工作、生活壓力日益增大的今天，這種邊娛樂、邊減肥的卡拉 OK 不失為一種良好的方式。

6 一小時站立減肥法

☞ 作　用

　　一小時站立減肥法是香港娛樂圈中出名的清瘦靚女陳松齡自創的。有一天，身材苗條可人的她照鏡子時，突然發現自己的臉蛋變圓了，雙下巴出現了，身材也胖了不少。大吃一驚之餘，陳松齡痛定思痛，決定加入減肥的行列。剛開始減肥時，陳松齡試過看醫生、地獄式體能減肥、藥物減肥及腹瀉減肥等方法，這些方法不僅副作用大，搞得她精神恍惚、皮膚變差，還嚴重地影響了她的工作和生活。

　　後來，全靠她自創的一套「1 小時站立減肥法」，才得以在半個月內迅速減去 10 多斤的贅肉。

☞ 方　法

　　這套「1 小時站立減肥法」的步驟是：①挺直身體貼牆而立，慢慢抬起雙臂，直到跟肩膀成一直線。②雙腿輪流慢慢抬起，曲膝成 90 度，各保持 10 分鐘。③重複以上動作數次後，輪流抱膝，各 15 分鐘。做這些動作時，背部都應緊貼牆壁。陳松齡說：「沒想到這樣簡單的動作可做

得滿身大汗，這套動作比跑步更見效，又可以邊做邊看電視。別小看這樣的運動，其實運動量挺大的，它很能考驗人的耐性，我每次做完都覺得很累，豈能不減肥呢？」

為了使這套自創的減肥法更有效，陳松齡更制訂了一套減肥食譜：早餐吃一碗皮蛋瘦肉粥或一碟吞拿魚沙律，午餐是小半碗米飯及一點蔬菜，晚餐跟午餐的食譜一樣或乾脆不吃。陳松齡說：「當今的審美標準以骨感為美，這才叫性感。」

7 木棒減肥操

☞作　用

近年來，在歐美女性中流行一種木棒減肥操，堅持長期做這套減肥操能鍛鍊肌肉，減去多餘的脂肪，改善體形。

☞方　法

（1）拿起木棒，雙手前伸。先抬起一頭，再抬起另一頭，就像在駕駛方向盤。雙手不要彎曲。

（2）站立，雙腳齊肩寬，雙手握木棒下垂於身前。身體平穩向右旋轉90度，左腳踮起腳尖的同時，將木棒傳到身後。雙手不要彎曲。回到準備狀態再做。

（3）半蹲，木棒放胸前，伸直膝蓋站起的同時，舉起木棒。再下蹲，木棒放肩胛骨上。逐漸加快速度和加大下蹲深度。

（4）坐地，膝蓋彎曲。木棒放臀部下面。向前上方伸

直雙腿的同時，身體後仰直到感到稍稍疲倦。

（5）站立，雙腳齊肩寬，木棒放肩胛骨上。向右腳前傾2次。第2次比第1次略低。雙腳膝蓋略彎曲，朝左腳後仰2次，伸展肩胛骨。不必急於伸直身體。

（6）俯臥，雙手握木棒前伸。腳不離地，胳膊肘彎曲，抬起上身。頭不抬，向下看。

（7）站立，雙腳齊肩寬，木棒垂直於身前。不彎曲膝蓋，迅速左右轉動大腿。

（8）仰臥，雙腳彎曲，雙手握木棒於胸前。抬起、放下臀部的同時，向上伸直和重新放下雙手於胸前。逐漸加快速度。

（9）站立，雙腳齊肩寬，木棒放肩胛骨上。彎曲右膝蓋，上身前傾，儘量讓胸部碰到右腿。換左腳再做。

這套動作一週做3次，每次15分鐘，逐漸增加到30分鐘。開始時，根據自己的實際確定每節動作重複的次數，以身體稍稍感到疲倦但又不累為宜。

8 呼吸減肥法

☞作　用

調理呼吸減肥法是一種新的減肥方法。它能促使中樞神經系統放鬆，增強植物性神經系統的平衡，以減少饑餓感。實際上這是以生活的平衡法則加上呼吸鬆弛鍛鍊的一種療法。只要按下列步驟堅持鍛鍊，六週後即收到明顯效果，同時還可使因生活壓力而引發的身心緊張充分緩解。

☞方　法

首先，慢慢地以鼻吸氣時腹部隨之鼓起，胸廓也要張開。

第一週：是以 8 秒鐘的時間吸氣，讓空氣在肺部停留 2 秒鐘，再利用 8 秒鐘時間，將氣吐出，如此連續重複 7 遍。此後，每小時做一次。練習時肌肉要放鬆。

第二週：除了將呼與吸的時間延長 5～8 秒鐘之外，其他不變。

第三週：將呼與吸各延長 8～10 秒鐘。

接下來的三個星期同第三週。此後，只要一感到憂慮或有壓力，特別是在用餐之前，均可依此法鍛鍊。

在堅持練習呼吸法的同時，應注意飲食的規律性和食物的多樣性，既要滿足身體的營養需要，也不要攝入過多的營養。另外，下面一些食物對想恢復健美的人來說不宜食用。

（1）以白麵粉製成的食物，如麵包、甜糕點，以奶油調出的湯汁等。

（2）能被快速吸收的糖類，如甜飲料、糖果、蜂蜜等。它們會刺激神經系統，與此套減肥法相悖。

（3）油炸食物可能刺激並減緩消化過程，使體內產生氣體，引起腹脹。

（4）咖啡與濃茶會導致緊張、憂慮、膽怯及血壓升高等症狀。

耐力的訓練也是此法重要部分之一。為了保持身心平衡，在不過分疲勞的前提下，可選擇一項能持久的運動，

如散步、慢跑、游泳、騎自行車等。一星期 3 次，每次至少 8 分鐘。

9 懶人減肥法

☞ 作　用

減肥有很多不同的方法，包括節食、做運動、按摩等等，大部分都需要毅力、大運動量和較長的時間才能有成果，較為懶惰的女孩子就難以堅持。

其實肥胖的原因，不外乎缺少運動和不良的飲食習慣，換言之，對於減肥者來說，只要改變一些飲食習慣，減肥就已成功了一半。

☞ 方　法

那麼，不妨試試以下幾個簡單方便的方法，它們都可以幫助壓抑食慾，而且特別適合於大懶蟲。當然，要當心副作用。

◀方法一：傾聽大自然

大家都知道，音樂能牽動情緒。搖滾音樂會令人情緒高漲，哀怨的音樂令人憂傷，而來自大自然的音樂，如波濤和森林的聲音，則隱藏著抑制食慾的潛意識資訊。

◀方法二：左手刷牙

當你感到肚餓時，便去刷刷牙，並且要用左手刷，因為以左手刷牙可刺激位於腦部右側要求進食的神經部位，使它能夠得到滿足感，刷牙的時候要慢慢刷，至少刷 3 分鐘左右，這樣才有足夠時間把資訊傳達到腦部。

◀方法三：芳香沐浴

帶有香味的熱蒸氣除了可以消除疲勞、減輕壓力外，還可以防止暴飲暴食。

浸浴時，在水中滴入最多 6 滴的香水便可，早上可使用檸檬草油，晚上則使用薰衣草油。

◀方法四：抹薄荷膏

薄荷的獨特氣味具有消除食欲的功效，而在鼻子下方人中穴的位置，還有一個可以抑制食慾的穴位，所以，每當想吃時，抹一些薄荷膏在人中穴上，便不再想吃了。

第三篇
疾病防治運動處方

一、心血管疾病運動處方

1 高血壓運動療法

☞ 作用與方法

高血壓病人的運動處方基本上可分為動態運動與等長性運動兩類。

①動態運動：包括步行、慢跑、游泳、打球及自行車等，其目的是使患者經由反覆活動肌肉交替收縮與放鬆，從而達到降低血壓的目的。

②等長性運動：包括打拳、體操、舉啞鈴、引體向上等，該運動的目的主要是加強心血管系統的功能，使人體血壓保持相對穩定。

以上運動可根據自己的情況進行選擇。在運動過程中，患者可自我檢測運動效果，男性運動後脈搏應在 125～145 次／分鐘之間，女性則應在 117～145 次／分鐘之間。達到這個脈搏數說明運動中人體耗氧量已達到 50％左右，在此脈搏數中降壓效果最為理想。當然，高血壓的運動療法必須持之以恆。

值得注意的是，高血壓患者在開始運動療法之前必須進行全面體格檢查，凡心功能不全、肝腎功能不良或Ⅲ期高血壓患者不宜運用上述方法。而Ⅰ、Ⅱ期高血壓患者在運動前應該制定出相應的計畫，並循序漸進，逐步實施，不可操之過急。

2 十分鐘降壓操

☞ 作　用

　　高血壓是中老年人最常見的疾病，根據中醫「平肝息風」的理論，對太陽、百會、風池等穴位加以按摩，可以調整微血管的舒縮作用，解除小動脈痙攣，從而疏通氣血、調和陰陽，對高血壓病的預防和治療有明顯作用。

☞ 方　法

（1）預備動作

　　坐在椅子或沙發上，姿勢自然端正，正視前方。兩臂自然下垂，雙手手掌放在大腿上，膝關節呈90度角，兩足分開與肩同寬，全身肌肉放鬆，呼吸均勻。

（2）按揉太陽穴

　　順時針旋轉一周為一拍，約做 32 拍。此法可疏風解表、清腦明目、止頭痛。

（3）按摩百會穴

　　百會穴位於頭頂正中央。用手掌緊貼百會穴旋轉，一周為一拍，共做 32 拍。此法可降血壓、寧神清腦。

（4）按揉風池穴

　　用雙手拇指按揉雙側風池穴，順時針旋轉，一周為一拍，共做 32 拍。

（5）摩頭清腦

　　兩手五指自然分開，用小魚際從前額向耳後按摩，從前至後弧線行走一次為一拍，約做 32 拍。此法功效：疏經

通絡、平肝息風、降血壓、清腦。

（6）擦　頸

用左手掌大魚際擦抹右頸部胸鎖乳突肌，再換右手擦左頸，一次為一拍，共做 32 拍。此法可解除胸鎖乳突肌痙攣，並降血壓。

（7）揉曲池穴

按揉肘關節處曲池穴，先用右手再換左手，旋轉一周為一拍，共做 32 拍。此法可清熱、降壓。

（8）揉關寬胸

用大拇指按揉內關穴，先揉左手後揉右手，順時針方向按揉一周為一拍，共 32 拍。攻效為舒心開胸。

（9）引血下行

分別用左右手拇指按揉左右小腿的足三里穴，旋一周為一拍，共做 32 拍。此法可健脾和胃、引血下行。

（10）擴胸調氣

兩手放鬆下垂，然後握空拳，屈肘抬至肩高，向後擴胸，最後放鬆還原。

這十節降壓操做一遍大約需 10 分鐘，簡單易學。按摩時穴位要準確，以局部酸脹、皮膚微紅為度。

3 預防中風的運動處方

☞作　用

一些看來不起眼的小動作，常有很好的預防中風的作用。

☞方　法

現介紹如下：

◀空抓左手防腦溢血

在腦溢血患者中，近 70% 的人是右腦半球的微血管破裂出血。專家們認為這與患者的生活習慣、運動行為方式有關。人的大腦左半球控制右半身，在生活中人們右手的使用明顯多於左手，大腦左半球得到的鍛鍊也就多於右腦半球，故缺少鍛鍊的右腦半球的腦血管壁就顯得脆弱，容易發生破裂。因此，應多活動左手。多動左手的方法是空抓手，每天早、中、晚做 3 次，每次各做 400～800 次。

◀搖頭晃腦防中風

專家從油漆工人很少發生中風的事實中分析其中原因，認為與工人勞動時搖頭晃腦，頭部上下左右的動作特點有關。頭部前後、左右和旋轉的運動，可以增加頭部血管的抗壓力，有利於預防中風。

方法是：平坐，放鬆頸部肌肉，然後前後左右搖頭晃腦各做 30～50 次，幅度適中，速度宜慢，每天早晚各做 3 次。低血壓患者平臥做。

◀擦頸發熱中風少

擦頸按摩可以促進頸部血管平滑肌鬆弛，減少膽固醇沉積，促使已經硬化的頸部血管恢復彈性，並能改善大腦供血，減少中風的危險。

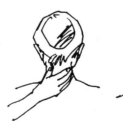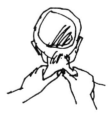

圖 3-1

方法是：雙手摩擦發熱後，迅速按摩頸部左右兩側，用力中等，速度稍快，以皮膚發熱、發紅為度，每天早晚各做4～8分鐘（3-1）。

◀聳聳肩膀防腦梗塞

聳肩可使肩部的神經、血管和肌肉放鬆，活血通絡，為頸動脈血液流入大腦，提供了人工的驅動力，能預防因腦血流緩慢而發生堵塞血管的腦梗塞。

方法是：每天早晚做雙肩上提、放下的反覆運動，每次做4～8分鐘。

4 腦中風的運動處方

☞作 用

治療腦中風。

☞方 法

◀運動療法

（1）急性期的運動療法：

從醫學角度看，90%的神經功能恢復一般在發病3個月內，之後因關節攣縮、肢體強直，功能恢復較難。因此急性期的運動訓練一般在發病當日就可以開始，危重的病人則應於生命體徵穩定後開始訓練。訓練的內容以患者被動訓練為主。

首先要合理使用床墊，床墊太硬易生褥瘡，太軟則使臀部下沉，產生髖關節攣縮。

第二，注意保持良肢位（抗痙攣位），幫助患者多採

用側臥位，患側臥位與健側臥位要交替進行，即在不同臥位姿勢下將患者的頭部、軀幹及四肢關節擺放在適宜的位置，每隔2～3小時進行一次體位改變。

第三，除生命體徵不穩定的重症患者，自發病當日起，就應立即開始做患肢關節的被動運動，即做患肢各關節的屈曲伸展、內收外展、內旋外旋等活動。每日2次，每個動作做4～5次。要保持運動肢體放鬆，關節活動範圍應充分，動作宜緩慢輕柔。

第四，發病後5日即可進行坐位訓練，先取30～40度位，每2～3天增加10度，每次持續5～10分鐘；待能達到維持80～90度，持續30分鐘後，即可進行坐位平衡訓練。

（2）恢復期的運動療法：

一般在發病後1～3週即可進行恢復期的運動，其目的是使患者產生主動運動。該療法主要有以下運動：

①床上運動。指導和配合患者完成翻身、坐起、站立及床與輪椅之間轉移動作的正確方法和步驟。這些基本訓練可增強和改善肌張力，促進大腦皮層運動技能的恢復。如站立訓練就包含了對屈髖屈膝和伸髖伸膝的控制，可以糾正患者重心偏移，增加患側負重，具有極高的康復價值。

②平衡功能訓練。由破壞患者坐位、立位姿勢以誘發患者出現調整反應，從而提高髖關節伸肌控制能力。

③步行訓練。包括墊步訓練、上下臺階訓練等內容。步行訓練能全面改善患者的肌張力及肌肉的協調能力，提高步行的品質。若患者早期形成錯誤的行走模式，就很難

徹底糾正。

　　此外，腦中風病程進入痙攣期會出現軀幹和肢體肌張力增加，而解除痙攣對身體功能的恢復是十分重要的。運動療法中有許多手法就是針對預防和緩解痙攣設計的。如雙手持患者的肩部及髖部向相反方向運動，可以緩解軀幹及緊張；橋式活動可以緩解下肢伸肌緊張；將患肢拇指外展，前臂旋後，可鬆弛腕關節和手關節的屈肌。

　　（3）後遺症期的康復訓練：

　　一般病程超過一年即為後遺症期。該期的訓練目標是繼續訓練和利用患者目前功能水準，爭取最大程度的生活自理。對於異常步態者，應進行改善步態、提高步行品質訓練；如足內翻者可佩帶下肢短支具以獲得接近正常的步行模式；對於獨立步行有困難者，可使用必要的輔助肢具，如手杖、四腳拐、腳托等。

　　◀作業療法

　　作業療法是運用一些具有選擇性作業活動對患者進行治療，使之能夠在功能、心理、日常生活等能力方面獲得最大程度的恢復。如滾筒作業訓練、側方持重訓練、穿脫衣褲訓練、廚房用具訓練等作業療法。它們對肢體精細性、技巧性、協同性動作的恢復有很大幫助。

　　◀語言訓練

　　由於腦中風患者病變位於大腦，故至少1/3的患者可產生各種語言障礙，即失語症。

　　語言訓練的方法很多，可根據我國的國情、漢語的特點及失語症的類型和嚴重程度，有針對性地選擇語言康復方式，如提問、命名、復述、聽名指物、閱讀、書寫等，

培訓患者接受和傳遞信息、改善語言能力，以促進患者與
家庭和社會的交流能力。

◀文體治療

各種文體活動均可以保持關節的活動度，預防肌肉萎
縮，提高肌力、改善機體的協調性。如拉輪胎行走可以增
加下肢軀幹力量，糾正走路後仰的錯誤姿勢；投籃練習可
提高上下肢和軀幹的協調用力；打氣球、乒乓球和門球練
習可以改善身體平衡、軀幹四肢的運動功能及手眼配合能
力。患者應根據周圍的環境條件，因地制宜地參與體育活
動。運動時要注意動作柔和、緩慢、適度。

5 心動過速的體育療法

☞作 用

心動過速有的是生理性的，有的是病理性的。據有關
的文獻和我們的實踐證實，使用體育療法不僅療效迅速，
而且一般無太大的副作用。

☞方 法

◀側轉頸運動

當心動過速發生時，立即坐到帶有扶手的椅子上，兩
臂平放，然後作側轉頸運動。先將頭向左側偏轉，然後再
向右側偏轉，儘量轉向側後方。但是，轉動的速度不能太
快，每分鐘不要超過 15 次，以防引起眩暈。

這種方法的治療原理是，在頭部偏轉時壓迫頸動脈
竇，頸動脈竇受壓之後可反射性地使心跳減慢。不過，有

眩暈症狀和心跳過緩的老年人，做此運動時則要謹慎。

◀轉眼運動

在座位上，上身正直，頭頸部固定不動，將眼球先儘量向左看，然後儘量向右看，每分鐘可轉換 30 次，共轉動 2～3 分鐘；然後雙眼視力集中，凝視自己的鼻尖 1 分鐘。如果心動過速仍不能控制，可重複做 2～3 次。

這種方法的原理類似臨床醫生由壓迫眼球，刺激迷走神經來抑制心動過速。對於高度近視、有視網膜疾病和其他眼疾的人，更適合做轉眼運動。

6 拍胸法治療室性早搏

☞作　用

室性早搏是一種較為常見的心律失常，多見於冠心病、心肌炎，也可見於正常人。

中醫認為，早搏與氣滯血瘀、心脈阻滯有關，由於全身經脈、臟腑氣血聚於胸腹背部，拍胸捶背可以刺激經絡、興奮神經、啟動氣機、疏通氣血、調節人體內部生物電流，故可以有效治療早搏，且無需用藥（對 I 級和 II 級早搏而言；如是 III 級早搏：多形性、多源性要適當加用抗心律失常的藥物）。

☞方　法

先用右手掌從左胸前、腋前線上方開始往下拍打至下腹部再向右移至心前區，而後換左手拍打右胸部，這樣反覆拍打，每分鐘大約 100 次左右，力度適中，每日 2 次，

每次 30 分鐘，10 天為 1 療程，一般兩療程早搏即可消失。
此種方法經常應用，可有效治療冠心病和心臟神經官能
症。

　　註：早搏的分級：
　　Ⅰ級：偶發室早，早搏每小時小於 30 次；
　　Ⅱ級：頻發室早，早搏每小時大於 30 次；
　　Ⅲ級：多形性、多源性室早。

7 心絞痛的指壓療法

☞ 作　用

　　心絞痛是一種由於冠狀動脈供血不足而引起的短暫發
作性胸骨後或心前區疼痛，常見於冠心病患者，少數也可
見於嚴重主動脈瓣狹窄及關閉不全、甲亢、嚴重貧血、主
動脈或快速型心律失常的病人。

　　有心絞痛病史的人，只要在平時注意備些治療心絞痛
的藥物，一般可使心絞痛得到緩解。但是，萬一患者心絞
痛急性發作時，身邊沒有備用藥，這時無論是患者或是他
人，利用簡單易行的指壓法，也可手到病除，迅速地控制
病人心前部位的劇痛。

☞ 方　法

◀指壓少衝穴

　　患者用右手拇指和中指指尖切壓左手小指少衝穴。少
衝穴位於該小指橈側指甲旁，每次切壓 3～5 分鐘，可連續
切壓。多數病人心絞痛症狀可緩減、消失。

◀指壓至陽穴

用右手拇指指尖按壓背部至陽穴。該穴位於第七胸椎棘突下。每次按壓 3～5 分鐘，可連續進行，直到心絞痛消失。也可用鋼筆尾端等圓鈍物按壓，均能取得顯著治療效果。

◀指壓頸動脈竇

患者平臥，頭稍向左側，用右拇指或食指指腹按摩右頸動脈竇處。動脈竇部位在甲狀軟骨上緣，胸鎖乳突肌後，搏動是最強烈處，按摩時可向頸椎方向按壓，並輕輕揉動，每次 15 秒鐘左右，可連續數次，直到心絞痛症狀消失。

這三種方法單獨使用即可收到較好的止痛效果，併用則效果更佳。凡有心絞痛發作史的病人，每天勞累、情緒激動、受寒、飽食時，亦可採用上述方法預防心絞痛的發作。

8 脈管炎操

☞ 作　用

發生在下肢的脈管炎多與血液循環不暢有關，為了改善下肢循環堅持做伯格操（即脈管炎操），常可收到意外效果。

☞ 方　法

具體做法是：先用枕頭將雙腳墊高，在床上仰臥 5 分鐘；然後起來坐於床邊，雙腿下垂，持續 3 分鐘；再在床上仰臥 5 分鐘，如此反覆兩次，一天可進行 3 遍。

本方法也適用於因糖尿病影響下肢血液循環而致糖尿

病性下肢潰瘍的患者。

9 血管保健操

☞ 作用與方法

「血管操」的做法很簡便，只需準備兩盆水：一盆熱水、一盆溫水。溫水的溫度可掌握在比室內溫度高 5℃～10℃。使用時，先將腳放入溫水中泡一分鐘，再放入熱水中泡 2～3 分鐘，使血管擴張。腳從熱水盆出來後，再放入溫水盆中泡 2～3 分鐘，使血管收縮。這樣就完全成了一次「血管操」。可如此反覆進行多次，最後取出腳擦乾。

在此，腳部由熱到溫再到熱，實際上經過了一個加溫—降溫的過程，血管也隨之實現了一次擴張—收縮的活動，不僅鍛鍊了血管，改善了血液循環，對肌肉和神經也是一個很好的鍛鍊。

「血管操」最好在每晚臨睡前進行，做完後放鬆衣帶平臥，感覺很舒服，對改善睡眠也有幫助。

10 眩暈防治法

☞ 作　用

一般白領者平日在辦公室內伏案工作或者操作電腦，往往易於造成精神緊張，引起眩暈。

☞ 方　法

下面介紹幾種方法防治眩暈的。

（1）雙手無名指同時彎曲，接著伸直，然後單手拇指與食指拉對側無名指，並從指尖到根部輕輕地揉捏，前操練1分鐘。平日裏可隨時操練。

（2）坐在圓凳子上，接著慢慢地挺胸站起身來，反覆操練10次，逐漸增加到30次。

（3）每天早晨在洗臉以前，首先緊閉雙眼，站在鏡子前面，保持1分鐘，接著單手扶住旁邊的椅子，然後輪流提起雙腳，讓單腳站立30秒鐘。每天早晨操練1～3分鐘。

二、呼吸性疾病運動處方

1 預防感冒操

☞ 作　用

防感冒。

☞ 方　法

（1）洗：晨起用冷水洗臉（不能堅持者用冷水擦鼻）。

（2）漱：用鹽水漱口，消除痰液及有害微生物等。

（3）搓：兩手置於胸前，對掌相搓，搓熱為止。

（4）按：按迎香穴。兩手拇指屈曲，以拇指第一指關節互相搓熱後，按摩迎香穴50次（達熱感為度）。按風池：兩手小魚際（小指側手掌），同時自上往下，推按枕後風池穴50次（以達酸感為度）。

（5）指：兩手臂伸展，交替輪流拍胸各 20 次。

（6）舉：兩手伸直，朝上舉高，同時深吸氣可做十多次。

2 强身利肺呼吸操

☞ 作　用

呼吸操不僅讓咳痰變得輕鬆，還能提高身體的抵抗力，增強呼吸系統的肌肉組織，擴大肺裏的空氣代謝。

☞ 方　法

呼吸操每天不少於做 3 次，其中早晚各 1 次。關鍵是，用鼻子平穩吸氣，從嘴裏緩慢呼氣，呼氣時最好嘴唇捲成圓筒。

整套動作在不慌不忙，慢慢悠悠的速度中完成，逐漸增加重複的次數。

（1）準備：坐在椅子上，右手放腹部，左手放胸前，雙腳齊肩寬。

雙肩分開，上身後仰，挺腹———吸氣。上身微微前傾，收腹———呼氣。在呼吸時用雙手控制胸廓和腹部的運動。重複 5～6 次（圖 3-2）。

（2）準備：坐在椅子上，雙腳齊肩寬，胳膊肘彎曲，雙手放胸廓下側。雙手指尖抓住胸廓下側兩邊肌肉外抻———吸氣。回到準備狀態，上身前傾，雙手手掌

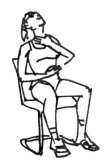

圖 3-2

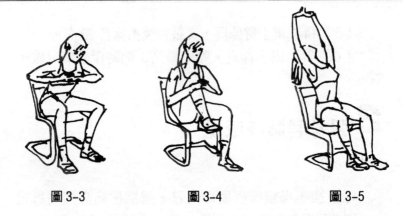

圖 3-3　　　　　　圖 3-4　　　　　　圖 3-5

緊壓胸廓下側兩邊―――呼氣。重複 5～6 次（圖 3-3）。

　（3）準備：坐在椅子上，胳膊肘彎曲，手掌朝裏。向上抬手，後仰―――吸氣。上身微微前傾，胳膊肘夾緊胸廓―――呼氣。重複 3～4 次。

　（4）準備：坐在椅子上，雙手揹腰，雙腳齊肩寬。輪流向兩側伸出右左手，同時轉身―――吸氣。轉回身來―――呼氣。重複 4～5 次。

　（5）準備：坐在椅子上。雙手沿身體下垂。向兩側伸出雙手―――吸氣。右腳膝蓋彎曲，雙手抱膝蓋，貼近身體―――呼氣。換左腳再做。重複 4～6 次（圖 3-4）。

　（6）準備：坐在椅子上，雙手下垂。上舉雙手―――吸氣。頭略低，上身前傾，放下雙手，放鬆雙手、肩胛骨和頭頸的肌肉―――呼氣。重複 4～6 次。

　（7）準備：坐在椅子上，雙手下垂。雙手交叉胸前，上舉雙手於頭頂，手掌朝外，舒展身體―――吸氣。從兩側放下雙手―――呼氣。重複 3～6 次（圖 3-5）。

　（8）準備：坐在椅子上，雙手下垂。向兩側伸出雙

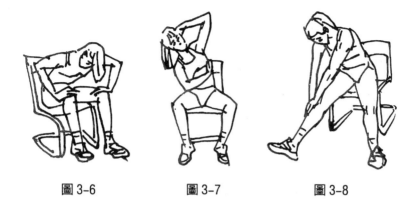

圖 3-6　　　　　　圖 3-7　　　　　　圖 3-8

手———吸氣，雙手支撐膝蓋，上身前傾——呼氣。重複
4～6次（圖3-6）。

　（9）準備：坐在椅子上，雙腳伸直，雙手下垂。向兩
側伸出雙手———吸氣。略轉身朝腳前傾，讓伸出的雙手
碰到一隻腳———呼氣。逐漸增加難度，讓雙手碰到地
面。換腳再做。重複4～6次（圖3-7）。

　（10）準備：坐在椅子上，雙手抱頭。緩慢輪流朝左
右側傾斜上身，抱頭的雙手的胳膊肘向後伸，用鼻子隨意
呼吸。重複6～8次。

　（11）準備：坐在椅子上，雙手胳膊肘彎曲分向兩
側。雙手向後使勁———吸氣。放下雙手，上身前傾，放
鬆肌肉———呼氣。重複4～8次。

　（12）準備：坐在椅子上，雙腳齊肩寬，雙手下垂。
左手放後腦勺，上身緩慢右傾，右手輕輕拍左側身
體———吸氣。回到準備狀態———呼氣，換方向再做。
重複5～7次（圖3-8）。

　（13）準備：坐在椅子上，身靠椅背，肌肉完全放

鬆，休息 2～3 分鐘。

3 慢性呼吸道疾病的體育療法

☞ 作　用

　　冬季來臨，冷空氣的直接刺激常會使慢性呼吸道疾患復發並加劇。治療方面，患者除注意日常生活習慣、中西藥物治療外，還可通過身體主動鍛鍊，改善和提高呼吸道機能，提高抗病防病能力。

☞ 方　法

◀呼吸體操療法

　　（1）第一節：立體靜力呼吸

　　一手放胸前一手放腹部，有節律作腹式呼吸（吸氣時盡力挺腹而胸不動，呼氣時腹部凹陷），呼與吸時間為 1 比 2—4，鼻吸口呼。

　　（2）第二節：立位動力呼吸

　　兩臂上舉———吸氣；兩臂向體側放下，軀幹稍前傾———呼氣。有節律進行腹式呼吸。

　　（3）第三節：抱胸呼吸

　　立位兩臂下垂開始，兩臂上舉———吸氣；兩手交叉相抱，壓住肋骨底部，軀幹前傾———呼氣。有節律做腹式呼吸。

　　（4）第四節：壓胸呼吸

　　兩臂上舉———吸氣；雙手叉腰，大拇指朝後，其餘的指壓在肋骨底部，軀幹前傾———呼氣。有節律進行腹

式呼吸。

（5）第五節：側屈體抱膝呼吸

立位兩腿分開，兩臂側平舉———吸氣；向右側轉時右下肢屈曲，左腿伸直，雙手圍抱右膝，向左側轉時左下肢屈曲右腿伸直，用手抱左膝，壓迫腹部———呼氣。有節律進行腹式呼吸。

（6）第六節：抱膝呼吸

立位兩臂下垂開始，雙臂平舉———吸氣；一腿向腹部彎曲，雙手抱膝———呼氣。有節律進行腹式呼吸。

（7）第七節：下蹲呼吸

立位兩腳併攏，兩臂側平舉———吸氣；身體前傾並下蹲，雙手抱膝———呼氣。有節律進行腹式呼吸。

（8）第八節：整理放鬆

可立位、或原地踏步、或行走，調整呼吸隨意放鬆四肢關節。

此套呼吸體操每節約 2 分鐘，做時力求盡力呼吸，可心中默念節拍。可於每日早、晚飯前按順序各做一遍。

◀醫療行走法

根據病情及心肺功能情況擬訂合適的運動量，運動量的掌握主要由調節速度來完成。行走時由中速（每分鐘約100 步）開始，逐漸發展到快速（每分鐘約 150 步）。

【注意】：行走速度與呼吸配合，呼比吸長。如：六步一呼、四步一吸等，可自行調節。堅持每日一次，每次行走 2～4 公里。

◀氣功療法

患者取臥或坐安靜舒適體位，全身放鬆，排除雜念，

意守丹田。有意識做到細呼深吸，然後可稍停片刻再把氣慢慢呼出。在全身肌肉放鬆的基礎上著重做放鬆呼吸練習。堅持每日練兩次，每次 10～20 分鐘。

◀高聲喊唱療法

放開嗓門高喊、高唱、主動咳嗽、主動歎氣等都屬於這一療法。喊唱能壓縮肺內空氣、劇烈活動每塊呼吸肌，使呼吸道中的廢物及時排出，對呼吸道起著按摩作用。此療法只要不影響他人可隨時隨地進行。練習時應積極做些身體屈伸運動給予配合。

4 拍背輔療肺氣腫

☞作　用

拍背有助咳痰，但知道如何正確拍背的人不多。拍背對肺氣腫有輔助治療作用，更鮮為人知。

☞方　法

拍背，能透過胸廓的振動，鬆動黏附在肺支氣管、氣管的痰液，使痰容易咳出，防止痰多聚積引起肺部細菌繼發感染。正確的拍背方法是讓患者側臥位，將肩臂部位墊高 15 度左右，頭部略低或去枕。

操作者的五指併攏，稍彎曲，使手呈弧形，擺動腕關節，由上而下輕輕地拍打約 3～5 分鐘，使痰液在氣管內鬆動，起到引流作用。再囑患者作深吸將痰咳出。然後翻轉身再做另一側，以同樣方式拍背，促使咳痰。每天拍背助咳 2～3 次，可起到良好的幫助咳痰作用。

　　肺氣腫患者，廢氣存在肺泡內過多，不易排出，影響氣體交換，從而使全身組織缺氧。經過拍背，對肺泡產生輕度的振盪衝擊，同時患者進行腹式呼吸，促使氣體交換，改善缺氧症狀。

　　拍背每天上午、下午各一次。每次20～30分鐘。病人取側臥，在拍背同時作腹式呼吸，拍擊的力量要輕重適度，以病人感到舒服為宜。拍擊要按順序進行，一般從上到下，反覆拍擊。但不要在心、肝部位上拍擊。有活動性肺結核、咯血、嚴重冠心病的患者，慎用拍背。

5 治喘操

☞作　用

　　治喘。

☞方　法

　　這裏向你介紹一套簡單易學的體操，能強化呼吸系統的肌肉和胸廓的肌肉，最主要的是讓呼吸變得輕鬆。這套動作一天兩次：早飯後 1～1.5 小時或午飯前 30 分鐘～1 小時；另一次晚飯前 30 分鐘～1 小時。

　　【注意】：做操時，用鼻子吸氣，用嘴呼氣，嘴唇呈圓形，呼氣的時間是吸氣的 2～3 倍。

　　1、2、5 節的準備動作為：坐在椅子上，背挺直、緊貼椅靠背，**雙腳齊肩寬**，雙手放於膝蓋。

　　（1）放鬆，平穩呼吸，不急於吸氣。任務是：將你習慣的呼氣和下一個吸氣之間停頓從 2～3 秒增加到開始時的

5秒，然後 10 秒，最後 15 秒，爭取達到 30 秒。重複 2～3次。每週增加 1～2 秒。

（2）這一節分三個階段：

吸一口氣，呼氣到 2～3 秒時發母音「啊」、「喔」、「烏」。

接著發輔音「日」、「茲」、「斯」。

最後發音「布拉赫」、「布魯赫」、「布羅赫」。每個音節重複 2～3 次。

3、4、6 節的準備動作為：同上，只是雙手沿身體自由下垂。

（3）吸氣後邊呼氣，邊用雙手抱右膝彎曲，讓膝蓋貼近胸部。復原後再做。每條腿重複 5～6 次。

（4）吸氣後邊呼氣，邊向右側傾斜，背直，右手下滑，似乎要從地上撿起什麼。每一側重複 5～6 次。

（5）重複 2。

（6）吸氣，同時抬雙手與胸平，手掌伸向腋窩。呼氣，同時雙手上舉，然後緩慢放下。重複 3～4 次。

（7）閉眼，雙手隨意，放鬆 30～40 秒。

6 止咳操

☞ 作　用

止咳。

☞ 方　法

人俯臥在床上，兩手與兩腳伸直，兩手伸直高過頭

部，全身成一直線。

慢慢地吸氣至下腹部（丹田穴），同時把頭儘量抬起朝天花板看，除腹部貼在床上外，兩腿也儘量弓直向上抬起，全身成弓形。

這時停止呼吸，身體儘量伸展，維持這一姿勢，直到氣憋不住再鬆動。

每天早、晚各做 3〜5 次。一旦咳嗽，馬上做也有效，因為脊柱充分伸展，喉頭肌處於高度伸展狀態，加之憋氣的效應，咳嗽可以被阻斷。

7 提耳垂治喉痛

☞ 作用與方法

用雙手提起兩耳的耳垂，部分，有節奏地連續提動100次，提完後，喝口白開水或桔子水，每天做 3 次，便會使嗓子的疼痛減輕以至消失。

8 老年人挺胸翹腳有益於心肺健康

☞ 作　用

俗話說：「人過六十歲，弓腰又駝背。」不管何種原因出現的彎腰駝背都對健康有害。有關專家提出，老年人如果經常昂首挺胸，不僅有助於延緩腰和頸椎發生病變，還能增強肺活量，對健康大為有利。

經常弓腰、低頭會影響心肺功能。日久易引起肩周炎、頸椎病、脊柱彎曲駝背，加速衰老。經常有益識地昂

首挺胸，則胸圍增大，肺活量可增加 10%～30%，血液的含氧量也隨之增多。有利於促進新陳代謝。

昂首挺胸還有助於減少脊柱的弧度和腰椎病變，延緩衰老進程，去掉老態龍鍾之態，使人顯得朝氣蓬勃。

☞方　法

近年來國外醫學專家提出一個觀點：老年人將兩腳抬高過心臟（取坐、臥姿式均可），每天兩三次，每次 5～10 分鐘，就會使全身尤其是腿部、心臟、頭部大受裨益。其原因是，當一個人腳翹起高於心臟之後，腳和腿部的血液能較多地回流至心臟，同時，長時間繃緊的腿會處於鬆弛狀態而得到充分的休息。

三、消化性疾病運動處方

1 胃下垂的運動療法

☞作　用

治療胃下垂。

☞方　法

◀挺身運動

取仰臥位，頭枕枕頭，兩腿彎曲，足跟儘量靠近臀部，髖部儘量挺起呈半橋型，維持一定時間，然後還原休息，再做，總時間應有 3～5 分鐘。

◀舉腿運動

取仰臥位，兩腿併攏，直腿舉起，懸在離床 20～30 公分高處停止不動，控腿約 10 秒鐘，然後還原再做第二次。

◀擺腿運動

取仰臥位，兩腿併攏，直腿舉起，在離床 20～30 公分高處停止不動，再慢慢地向兩側來回擺動。

◀背部運動

取俯臥位，體後屈，反覆多次。

◀腹部運動

取仰臥位，兩臂前舉，收腹。上體儘量抬起，同時兩腿伸直儘量舉高，停 10 秒鐘後還原。

◀仰臥起坐

取仰臥位，下肢不動，收腹，坐起，上體成坐位後還原成仰臥。另外，患者也可多做一些臥位雙臂運動，如身體平躺，雙臂拉力器、啞鈴等活動，可達到強壯肌肉的目的。

總之，胃下垂患者採用運動療法，不要求成心切，需從小量運動做起。每次飯後應注意適當休息，不宜多運動，以免增加胃的負擔。

2 扭腰治腸胃病

☞作　用

扭腰鍛鍊可治腸胃病。

☞方　法

身體站立，兩足分開與肩同寬，放鬆上身，把腰部最

大限度地向一側轉去，然後轉正，再向另一側轉去，雙足不可移動。口中數一、二、一、二，身體隨節奏扭轉，可以配合揮臂運動一同做。

起初每天做 30 次就可以了，以後逐漸增加數次，切忌不能勉強。等到練熟之後，每日早、中、晚各做一回，每回做 100 次。如果改為早 150 次、晚 150 次也可。

扭腰鍛鍊不僅有健腸胃的功能，而且對便秘、腰部疼痛、失眠也有很好的療效。

3 推拿緩解胃腸痙攣

☞作　用

胃腸痙攣屬中醫的胃脘痛、腹痛病範疇，常因飲食不節、過食生冷、腹部受涼等而誘發，表現為腹部陣發性疼痛，每次持續數分鐘至數十分鐘不等，多可自行緩解，亦可反覆發作。

我在行醫當中，每遇有此病患者，便施以推背療法，皆獲良效。此法簡單易行，非醫務人員亦可操作。

☞方　法

患者俯臥床上，不用枕頭，頭偏向一側，全身放鬆。操作者立於床頭，兩腿拉開小弓字步，兩手五指展伸，並列平放於患者背上部，手掌與背貼緊，然後將腰腿部的力量運至前臂和掌上，力量適中，由上向下暴發性推出，使患者背部皮膚肌肉在一瞬間隨手掌迅速推移至腰部。推 3～4 遍後，再令患者頭偏向另一側，仍按上法推 3～4 遍。

最後，操作者右手半握拳，用腕力捶患者背，力量仍要適中，自上而下捶3～5遍。一般疼痛即止。

4 健脾和胃按摩法

☞作　用

夏秋時節，有人常因衛生不謹、飲食不潔而引起多種原因的胃腸功能紊亂，症見腹疼腹瀉，脘腹脹悶或噁心嘔吐等，嚴重者可導致消化系統潰瘍。中醫稱其為「脾胃不和」。在藥物治療起不到良好作用時，點穴按摩法當屬其首選之法。增強脾胃功能，促進食物的消化與吸收，可治食慾不振、消化不良、脘腹脹疼、噁心噯氣，以及胃腸炎、胃潰瘍等消化系統疾病。

☞方　法

（1）仰臥位，下肢屈曲。以一手掌面貼附於胃脘處，作順時針旋轉摩動，以中脘穴為中心，逐步擴大至整個上腹部，均勻按摩3分鐘左右。

（2）兩手四指併攏，以指面部分附著於中脘穴，然後向下均勻用力，推至水分穴，約20次，手法要求柔和而輕緩。

（3）雙手四指分別附著於胸前兩側不容穴，點壓1分鐘，再循足陽明胃經按揉下行至太乙穴，點揉1分鐘，再循經按揉至歸來穴。

（4）兩掌於上腹兩側，兩食指點建里穴，兩拇指點兩側承滿穴，其餘三指屈曲，分別點壓兩側大橫穴，點壓數

秒鐘後再行摩法，手形不變，手腕微擺，舉動手指，在上述三穴作指摩法，約 2 分鐘。

（5）雙掌位於腹二側，手根帶動肌膚向腹中線推按擠壓 20 次，再將雙掌重疊，右手在下緊貼腹部，手根與五指著力左右有節奏地推蕩 20 次。

（6）坐位。以右手中指點壓右側足三里穴，左手拇指點左側血海穴，點揉 1 分鐘，再以右手拇指點右側血海穴，在手中指點壓左側足三里穴 1 分鐘即可。

5 便秘的醫療體操

☞ 作　用

便秘是因為糞便在腸腔內滯留時間過長，內含水分吸收過多，導致糞質乾燥，使結腸和直腸失去正常排便頻率的一種病症。一定的體育鍛鍊，可以促進腸胃蠕動，使這種狀況得以改善。

☞ 方　法

下面介紹一種可以治療便秘的醫療體操。

（1）立姿，兩腳開立與肩同寬。兩手叉腰，先向左側屈，再向右側屈，左右各做 12～16 次。

（2）立姿，兩腳開立比肩同寬。兩臂前平舉，兩眼平視。先向左轉體，同時兩臂變側平舉擴胸；然後再反方向做。轉體時兩腳不動，左右各做 12～16 次。

（3）立姿，兩腳開立與肩同寬。兩臂側平舉，兩眼平視。先向右側體前屈，用左手摸右腳，再向左側前屈，用

右手摸左腳，左右各做 10～12 次。

（4）坐姿，兩腿伸直併攏，兩臂伸直手撐墊，屈膝，兩手抱膝。還原後連續做 12～14 次。

（5）仰臥，兩臂放在身體兩側略張開，兩腿屈膝做蹬「車輪」練習。做 20～30 次。

（6）仰臥，兩腳併攏伸直，然後交替做舉腿練習。做 20～25 次。

（7）坐姿，兩腿伸直併攏，兩臂上舉。體前屈手摸腳。連續做 12～15 次。

（8）仰臥，兩手置於體側，兩腳固定做仰臥起坐，連續做 10～15 次。

（9）立姿，兩腳併攏，兩手垂於體側，一腿屈膝高抬，兩手抱膝，使大腿儘量靠近胸部。兩腿交替，各做 15～20 次。

此外，還可以配合慢跑、太極拳、氣功、跳繩、踢毽子等項目進行鍛鍊。

6 防痔瘡鍛鍊八要訣

☞作　用

防止痔瘡。

☞方　法

（1）直立，吸氣儘量使橫膈下降，至氣足，仰首，張口呼氣，使盡，再吸氣。反覆呼吸 20～30 次。

（2）仰臥，全身放鬆，雙手疊放小腹上，做呼吸運

動。吸氣時腹部鼓起，呼氣時腹部塌陷，反覆呼吸 30 次左右。

（3）仰臥，全身放鬆，將臀部及下腿用力夾緊，同時肛門向上提收，像忍大便一樣，配合吸氣，然後放鬆，呼氣，可反覆做 15～20 次。

（4）仰臥，雙膝屈曲併攏，兩手放在頭上，以足及肩為支撐，將腰部、臀部抬起懸空，同時收提肛門，吸氣，然後放下，呼氣，可反覆做 10～15 次。

（5）仰臥，左手按在右手背上，以臍為中心，從右到左做圓形按摩 81 次，再將右手放在左手背上，以臍為中心，從左到右做圓形按摩 81 次。

（6）一腿屈曲，用足跟向前蹬出，稍停，然後慢慢放下，兩腿各做 5～10 次。然後兩腿伸直抬起，向兩側儘量分開，繼而收回，可做 10 次。

（7）兩腳交叉坐定，兩手叉腰起立，收臀夾腿，肛門收縮，持續 5 秒，放鬆坐下，可反覆做 10～20 次。

（8）站立，兩手叉腰，兩腿交叉。足尖蹺起，收臀夾腿，收縮肛門，持續 5 秒，還原，可重複 10 次。

7 促消化健身操

☞作　用

　　增強脊柱、腿、髖、膝、踝關節的靈活性和柔韌性，消除腰腹部脂肪，提高臟腑功能，促進消化，消除坐骨神經疼痛。

☞方　法

①坐在地上，右腿側伸（直），腳尖繃直，左腳放在腿根部，雙臂上舉，雙手叉握上翻，手心朝上。

②上體右側屈，手臂前伸，右腳勾起，雙手扳住腳前掌。

③右腳跟離地，上體前壓低頭。

④向後拉右腳掌，頭觸膝蓋時放腿兩側，保持 10 秒鐘。還原，換另一腿再做。

⑤仰臥，身體挺直。雙臂頭後伸直，手心朝上，腳繃直。

四、運動性疾病運動處方

1 頸椎病自我防治操

☞作　用

這裏介紹的頸椎病自我防治操，是針對頸椎病的發病原理編製的，長期伏案工作的中年人每天做幾遍，可改善頸部血液供應，緩解肌肉韌帶的過度緊張，增加頸部各個方向的活動範圍，避免頸椎某一部分受力過大，在一定程度上能預防頸椎骨刺的形成，避免或推遲頸椎病的發生。

對頸椎病患者來說，這套操可作輔助治療手段，經常練習能緩解症狀。提高綜合治療效果，鞏固療效，防止復發。

☞方　法

◀第一節　調整呼吸

預備姿勢：兩腳開立同肩寬，兩手叉腰，眼平視。頸肩部肌肉放鬆。自然呼吸，逐漸深長。

◀第二節　前俯後仰

預備姿勢：同第一節。

①先吸氣，後呼氣，同時頭部緩緩下垂，下頦儘量接觸胸部；②吸氣，頭部緩緩抬起；③呼氣，頭部緩緩後仰，眼視後上方；④吸氣，頭部還原至正常位，眼平視。

◀第三節　左右移動

預備姿勢：同第一節。

①先吸氣，後呼氣，同時頭部緩慢地向左轉動，眼視左後方；②吸氣，頭部還原至正常位；③呼氣，頭部緩慢地向右轉動，眼視右後方；④吸氣，頭部還原至正常位。

◀第四節　左右側屈

預備姿勢：同第一節。

①先吸氣，後呼氣，同時頭部緩緩向左側屈，左耳觸左肩；②吸氣，頭部還原至正常位；③呼氣，頭部緩緩向右側屈，右耳觸右肩；④吸氣，頭部還原至正常位。

◀第五節　回頭望月

預備姿勢：同第一節。

①先吸氣，後呼氣，同時頭部緩緩向左後上方轉動，眼視左後上方；②吸氣，頭部還原至正常位；③呼氣，頭部緩緩向右後上方轉動，眼看右後上方；④吸氣，頭部還原至正常位。

◀第六節　頸部繞環

預備姿勢：同第一節。

低頭，頭部先從左向右緩緩旋轉兩周，然後再從右向左旋轉兩周。抬頭時吸氣，低頭時呼氣。

◀第七節　拔伸牽引

預備姿勢：兩腳開立同肩寬，兩手交叉放在腦後。

頭後仰，兩手用力向上牽引，緩慢呼吸，持續 5 分鐘。

◀第八節　頸部按摩

預備姿勢：兩腳開立同肩寬，一手叉腰，頭稍後仰，頸部肌肉放鬆。

另一手四指放在頸部按摩肌肉，先從下向上。再從上向下，反覆 10 次，兩手交替進行。

【注意事項】：

做操時動作要緩慢，切忌快速運轉，可以利用緩慢呼吸來控制速度，呼氣時做動作，吸氣時還原。除最後兩節外，每個動作至少做兩個八拍。全操做一遍約 5 分鐘。

2 頸部保健操

☞作　用

成天坐辦公室或是長時間在電腦前一動不動的人容易患頸椎病。為預防此類疾病的發生，下面向大家介紹一套簡單易學的頸部操，每天清晨起床時做做，可以促進血液循環，提高新陳代謝，從而使頸部肌肉更為結實，關節更加靈活。

☞ 方　法

第一節：仰臥床上。後腦勺用力下壓枕頭（注意枕頭不能太軟，也不能太高，10 到 15 公分即可），然後翻身俯臥，額頭用力下壓枕頭。呼吸要保持均勻。

第二節：俯臥，將頭抬起，盡力後仰，保持這一姿勢 15 秒鐘左右。接著分別以左側臥、右側臥和仰臥的姿勢重複這一動作，頸部向身體兩側拉伸。

完成以上兩節後，起床並坐在凳子上，兩腿平放，雙手自然下垂，繼續完成下面的動作。

第三節：脖子向前探，並努力使下巴靠近胸部，然後將頭大幅度後仰，連續做 2 至 6 次。

第四節：肩關節連續由前至後做畫圓動作，然後反方向由後至前做畫圓動作，注意速度不要太快，重複 4 至 6 次。

第五節：從右到左旋轉頭部，然後反方向旋轉，2 至 6 次。

第六節：用頭向左偏，努力接近左肩，再換方向，重複 4 到 6 次。

第七節：將右手側向上舉，越過頭頂去摸左耳，再用左手以同樣姿勢去摸右耳，連續 4 次。

第八節：模仿自由泳動作：手臂伸直，以肩關節為軸，大臂向前繞環 6 次，然後再向後繞環 6 次。

第九節：模仿蛙泳姿勢：雙手向身體前方伸出，交叉，臉正對手背，接著手朝兩邊伸展開去，最後於胸前合攏，重複 6 遍。

　　每次練習之後，最好加做一次呼吸訓練，坐在椅子上或是站立做都可以，由鼻子吸氣，而後經由嘴呼出，這對頸部脊柱很有好處。可以從以下幾種呼吸法中任選一種：

　　①將手掌置於腹部，吸氣時想像腹內氣體膨脹，呼氣時，意念中腹部收縮；②吸氣時雙手分開，吐氣時則雙手交叉於胸前，將自己緊緊抱住；③用手指按住肩頭，吸氣時大臂上抬，肘部與肩平，呼氣時手臂自然下垂。

　　我們有時會感到脖子發麻，變得僵硬，不時鬧點小毛病。所以，我們可以利用每天的空閒時間，如上下班、排隊等進行以下的簡單練習，以擺脫頸部不適。每個動作做4到6次，每次需10到15秒。

　　首先是將手掌置於額頭前，用力按壓額頭，額頭同時也要用力頂手掌；將手置於後腦勺處，動作原理同前。

　　盡力將肩往下壓，而頭向上伸，肌肉收縮，從而使脊柱得到拉伸。

3 防治肩周炎的運動處方

☞ 作　用

　　肩周炎是肩關節周圍炎的簡稱，其確切的病因至今尚不清楚，可能與肩部的外傷、慢性勞損及受風受寒有關。本病多為單側發病，也有極少數患者雙側同時發病。

　　肩周炎的處理原則是在急性期以休息為主，疼痛明顯時可採用局部注射藥物進行封閉療法，同時配合理療、針灸等措施。症狀緩解後進行功能鍛鍊是重要的治療方法。

　　肩周炎可以採用的鍛鍊方法很多，主要鍛鍊目的是加

大肩關節的活動度、鬆解粘連，以下介紹幾種簡易的方法供參考，具體練習時可根據自身的病情、身體條件和興趣選擇 2～3 種方法進行鍛鍊，每天 1～2 次並要持之以恆方能取得較好的效果。開始時動作做得不標準是很常見的現象，只要堅持練習就一定能見到成效。

　　無論是進行主動運動，還是被動牽拉，都切忌暴力，以經過努力可以達到又不出現明顯疼痛為度。

☞ 方　法

◀簡單的器械體操

　　選擇 100 公分左右長棍子一根，用健側上肢幫助患側上肢活動，可雙手持棍上舉 10～15 次或持棍側舉 5～10次。

◀肋木運動

　　用左右手交替爬肋木自下而上，反覆 5～10 次。或背後握肋木下蹲 3～6 次。

◀懸吊運動

　　利用單槓、雙槓進行懸吊，懸吊時間由短到長，以可忍受不引起明顯疼痛感為度，可重複 2～3 次。

◀徒手體操

　　可做拉弓動作，兩腿彎曲分立與肩同寬，成騎馬蹲襠式，雙臂向前平伸，左右臂輪流、連續彎屈，做「拉弓射箭」動作，每次 20～30 下；或做搖肩動作，兩腿彎曲分立，兩臂端平與肩同高，兩肩依此從前向後搖動，甩動幅度、速度、次數均可因人而異，盡力使肩關節搖成圓形，每次 20～30 下；還可做左右開弓的動作，兩腿直立，兩足

分開與肩同寬，兩掌放眼前，掌心向外，手指微屈。然後兩掌同時向左右緩慢用力並漸成虛拳，努力伸至兩前臂與地面平行，胸部儘量挺起，每次可做 20～30 下。

◀收展肩運動

兩腿直立，兩足分開與肩同寬，兩手抱頭且十指交叉放在後枕部。然後兩臂逐漸向內夾緊，再由內向外逐漸展開，每次可做 10～15 下。

◀水中運動

側泳、蛙泳、蝶泳等都有於水面上的掄臂運動，每一個循環 動作，上肢一定要畫一個圈，圈可大可小。開始畫圈時，確有困難，要循序漸進，可由手臂不出水的仰泳開始。

◀自我按摩

自我按摩患側肩部及上臂肌肉，主要採用推法、揉法及運拉等手法。

預防肩周炎應注意以下幾點：

一是運動鍛鍊、勞動及手提重物時注意防止用力過猛；

二是避免肩部長時間的負擔重物，或長時間的抬舉肩部的動作；

三是避免風寒侵襲，夏天在有空調的房間中應儘量不要將肩部直接接觸冷風，冬季睡覺防止肩外露；

四是經常進行體育鍛鍊，增強體質。

最後，特別需要強調的是，肩部疼痛不是肩周炎特有的症狀，因此，必須在排除其他疾病，明確診斷為肩周炎後方可按上述方案進行運動療法。

4 肩臂疼痛的醫療體操

☞作用與方法

◀第一節　上提下按

【作用】：增強肩關節的活動能力，對肩部風濕，外傷所引起的粘連、疼痛有防治作用。

【預備姿勢】：兩腳開立，距離與肩同寬，兩臂下垂。

①屈肘上提，兩掌與小臂相平，提至胸前與肩平，掌心向下；②兩掌用力下按，至兩臂伸直為度。

上提時肩部用力；下按時手掌用力，肩部儘量放鬆。動作要慢，呼吸均勻自然。

◀第二節　左右開弓

【作用】：發展肩部肌肉力量，恢復肩關節外旋活動的正常功能，因肩關節粘連而影響「梳頭」等外旋動作時適用。

【預備姿勢】：兩腳開立與肩同寬，兩掌放目前，掌心向外，手指稍屈，肘斜向前。

①兩掌同時向左右分開，手掌漸握成虛拳，兩小臂逐漸與地面垂直，胸部儘量向外挺出；②兩臂仍屈肘，兩拳放開，拳心向外，恢復預備姿勢。

拉開時二臂平行伸開，不宜下垂，肩部稍用力，動作應緩慢，逐漸向後拉，使胸挺出。

◀第三節　按胸搖肩

【作用】：同上，可作為練習第八節的前階段。

【預備姿勢】：兩腳開立，距離與肩同寬，兩肘屈曲

右手覆在左手上，掌心向裏，放在胸部。

①兩手相疊自左而右輕按胸部及上腹部、小腹部，上下左右迴旋；②兩手相疊，自右向左輕按胸部及上腹部、小腹部，上下左右迴旋。

眼稍向上看；每一呼氣或吸氣，兩手輕輕按摩迴旋一周；上身挺直，兩手都不宜用力。

做了上述動作後，可改為不按胸，兩手握拳，肘關節屈曲，預備姿勢同「左右開弓」，隨後自前向後搖肩關節一周，自後向前搖肩關節一周。

◀第四節　雙手舉鼎

【作用】：發展肩帶上舉下降的肌肉，對肩、頸部軟組織勞損酸痛，某些肩部慢性關節炎，或因手臂外傷及勞損，風濕而引起的不能上舉，經由鍛鍊有助於恢復上舉功能。對嚴重的肩關節粘連可先練「雙手托天」勢。在初練時不要勉強上舉，經過鍛鍊逐漸舉直。

【預備姿勢】：兩腳開立，距離與肩同寬，兩小臂屈肘上舉，兩手虛握拳，平放胸前，高與肩平。

①兩拳鬆開，掌心向下，兩手如托重物，兩臂向上直舉，眼隨兩掌上舉而向上看。兩掌舉過頭頂，腕部用力；②兩手逐漸下降，恢復預備姿勢。

上舉時吸氣，下降時掌漸握成虛拳，手指用力，如拉單槓引體向上。

◀第五節　雙手托天

【作用】：對恢復關節功能，輔助治療某些肩部陳傷疼痛有效，如手臂因勞損及風濕引起的不能前屈上舉等。初練時不要勉強上舉，適當掌握高度，避免劇痛而產生顧

慮，先練本勢，待前屈上舉好轉後，改練雙手舉鼎。

【預備姿勢】：兩腳分開站立，兩臂平屈，兩手放在腹部。手指交叉，掌心向上。

①反掌上舉，掌心向上，同時抬頭眼看手掌；②還原成預備姿勢。

初起可由健肢用力幫助患臂向上舉起，高度逐漸增加，以病人不太疼痛為度。

◀第六節　彎肱拔刀

【作用】：發展肩臂肌力，對肩背部軟組織風濕、勞損、淤血粘連所引起的內旋、外旋功能障礙及恢復臂力等有輔助治療作用。

【預備姿勢】：兩腳開立，兩臂下垂。

①右臂屈肘向上提起，掌心向前，提過頭頂，然後向後下落，抱住頸項；左臂同時屈肘，掌心向後，自背後上提，手背貼於腰後；②右掌經頭頂由前下垂還原，左掌也收回還原；③左臂屈肘向上提起，掌心向前，提過頭頂，再向後落，抱住頸項；左臂同時屈肘，掌心向後，自背後上提，手背貼於腰後；④還原成預備姿勢。

右手抱頸時，頭微左轉，左手抱頸時，頭微右轉。

◀第七節　單臂摘果

【作用】：鍛鍊肩關節的上舉及內旋活動，同時對脊柱姿勢不良所致的腰與骶尾部酸痛有輔助治療作用。

【預備姿勢】：同上。

①右臂屈肘向上提起，掌心向外，提過頭頂，右掌橫於頂上，掌心向上，左臂同時屈肘，掌心向後，自背後上提，手背貼於後腰部；②右掌自頭頂由前下垂，右臂垂直

後再屈肘，掌心向後，自背後上提於後腰部。左掌同時自背後下垂，左臂垂直後再屈肘由身前向上提起，掌心向外，提過頭頂，左掌橫於頂上，掌心向上。

右臂上托時吸氣，左臂上托時呼氣，頭隨手背上托過頂時仰頭向上看，足跟微提起。

◀第八節　輪轉轆轤

【作用】：可防治骨折、關節脫位以及各種扭傷後遺症的關節強直及肩周炎的關節粘連。為預防健側發病，應與健側同時進行鍛鍊。

【預備姿勢】：左手叉腰，右手下垂。

①右臂自下，向前、向上，再向後搖一圈；②右臂自下，向後、向上，再向前搖一圈；③～④左臂動作與右臂做法相同。

用力要輕柔，肩部應放鬆。本勢在早期可稍彎腰進行鍛鍊。

◀第九節　體後拉肩

【作用】：肩關節損傷後遺症都表現在上舉外展和內旋方面，患者往往注意上舉的鍛鍊而忽視內旋的動作，以致做向後穿衣等動作發生困難，此法重點恢復其內旋功能。

【預備姿勢】：兩腳開立，健側之手在身體背後，握住患手。

由健手牽拉患側手臂，一拉一推，反覆進行，必須將患側肩關節拉動。

◀第十節　屈肘挎籃

【作用】：發展上臂肌力。有助於恢復肘關節伸屈功

能，適用於治療肘部骨折及脫臼的後遺症。

　　【預備姿勢】：兩腳開立，兩臂下垂。

　　①右手握拳，前臂向上漸漸彎曲肘部；②漸漸伸直還原；③左手握拳，漸漸彎曲肘部；④漸漸伸直還原。

◀第十一節　旋肘拗腕

　　【作用】：同上勢緊密配合，對上臂及前臂肌力是很好的鍛鍊。

　　【預備姿勢】：兩腳開立，左手叉腰，右臂屈肘上舉。

　　①右手握拳做前臂旋前動作；②隨後漸漸旋後，上臂儘量不動；③還原成預備姿勢；④改右手叉腰，左手作同樣動作。

　　註：此套操專為肩臂痛患者編寫，每個動作重複 12～36 次。

5 手指保健操

☞作　用

　　手指關節靈活，健腦。

☞方　法

　　做法如下：

　　（1）攥拳、鬆開，反覆 10 至 15 次。

　　（2）模仿彈奏鋼琴的動作，約半分鐘。

　　（3）重做上節，但用手指先在凳子上、而後在牆上做打擊動作，約一分鐘。

　　（4）雙手抬至胸前，輕輕甩動 10 次左右，而後將手

握緊，再伸開，重複 3 至 5 次。

（5）手臂下垂伸直，手指慢慢彎屈，後將手指伸直，重複 3 至 5 次。

（6）用力將手臂水平向前伸直，掌心向前，似用手掌向前夠牆壁狀，待無力時將手臂放下，重複 3 次後休息片刻，再做 3 次。

（7）雙手手指交叉相握，手腕用力向下拉。

（8）將小球握在手中，用力握同時呼氣，然後深吸氣並將手張開。

（9）將兩個小球握在手中，使其左右交換位置轉動。

6 指關節損傷的急救

☞ 作用與方法

手指關節損傷在運動中常發生，使指關節的側副韌帶、關節囊等發生撕裂或斷裂，重則可使指關節脫位及骨折。因此，如處理不當，輕則腫脹不消，關節肥大；重則指關節僵直、功能受限，失去正確的活動能力。

指關節損傷後，不要盲目地搖晃牽拉，以免加重。先可用冷水沖敷損傷部數分鐘，這有一定的止痛作用。若發生骨折，可將患指與健指固定在一起，以健指暫時替代夾板，以起固定作用。隨後，採用理療、外敷傷藥等進行綜合治療。點壓手掌手背部有關穴位，能舒經活絡、活血化淤、消腫止痛。按摩治療也極有效。但不宜直接揉、捏傷部。應先從患部周圍，再至患部，採用推法與擦法治療效果更好，而且也更為安全。

　　另外，在治療的同時還要配合進行功能鍛鍊。如展、伸等，從而加強指關節的力量。運動時，要做好充分的準備活動，並用膠布固定患指。開始時運動要緩慢，動作柔和，用力要輕，隨後才適當加快速度和力量。運動時間不要太長，以出現疲勞為限，反覆多次進行。

7 老人肢顫的防治

☞ 作用與方法

　　有些老年人日常生活中雙手顫抖，甚至拿不穩碗筷，影響日常生活。這種震顫表現為肢體以某一平衡位置為中心不由自主地來回擺動。

　　老年人肢體顫動大部分是由生理因素造成的，真正由疾病引起的不多。實際上正常人的四肢、頭部、舌、軀幹平時就存在著震顫動作，這種生理性的震顫對日常生活的影響並不大。

　　可是實際生活中也有一部分老人的手足顫抖，雖然屬於生理性或功能性，但會造成說話、吃飯、寫字、穿衣、走路、轉身等的不方便。這就需要到醫院檢查治療了，在排除帕金森氏綜合徵等器質性病變的情況下，可以去中醫科進行一些針灸治療，以緩解肢體顫抖的症狀。

　　另外，老人在發生肢體顫抖時，千萬不要過於緊張，因為越緊張震顫程度會越加劇，往往心情平靜下來，震顫症狀會自行緩解。平時，老年人要儘量避免驚恐、焦慮、暴怒、疲勞、失眠及大量飲酒等引起肢體震顫的誘發因素，這樣，才能有效地預防肢體震顫的發生。

8 老年性膝痛的功能鍛鍊

☞ 作　用

老年人膝痛大多是關節軟骨的退化，並由此演化成膝關節的骨骺增生和肥大，故又稱「增生性關節炎」、「肥大性關節炎」、「退行性關節炎」等等。防治老年性膝痛，可進行以下一些關節功能的鍛鍊。

☞ 方　法

（1）起床前，輕柔緩慢地進行兩膝關節屈伸運動，經過數分鐘的活動，關節僵硬的現象即可明顯減輕。

（2）早晨起床或晚上臨睡前練習跪坐，跪坐時要保持上身直立，膝關節彎曲。臀部要儘量向下坐，盡可能接觸足跟部，以增加膝關節的彎曲範圍。

（3）下床後，手可扶床沿做下蹲運動，然後再做直後腿動作。即讓患側下肢向前跨半步，處於伸直位，或下肢在一定高度伸直。身體（主要是上半身）前傾，輕輕地做壓腿動作，手儘量觸及足尖部，增加膝關節伸直活動範圍。

（4）增加肌肉力量。可仰臥在床上，患肢直腿抬高 15 度左右，不宜過高。此時股四頭肌收縮，使髕骨被拉緊固定。開始時一次只能持續幾十秒至數分鐘。練習一段時間後，逐步爭取達到 10～15 分鐘，然後用腳挑起一個枕頭，增加力量，繼續練習，每天 2～3 次。

（5）高位半蹲。兩膝稍彎曲約 10～30 度，以膝關節不痛為宜。靜蹲不動，兩手平舉，目視前方，意念專一，

心平氣和。開始只能持續幾分鐘，會感到兩腿酸軟發抖，隨著時間延長達到每次 10～15 分鐘。每天早晚各一次。靜蹲練習結束後，再做些放鬆膝部肌肉的運動，如散散步，做些按摩等。

（6）從關節軟骨的生理功能來看，合理地、經常性地促進各關節間擠壓，可保持肢體血流暢通，促進關節脊液的分泌與吸收，對維護軟骨的性能有積極作用。比較適宜的鍛鍊項目有慢跑、太極拳、快步走、騎自行車等等。鍛鍊的強度以達到全身有溫熱感、微出汗為宜。

9 預防跌跤的鍛鍊方法

☞作　用

為防止老人跌倒，在平時必須保持和強化「走路」、「上下台階」和「跨越」的基本動作。

☞方　法

日本厚生年金醫院以老人為對象開辦了別出心裁的「防跌教室」，並設立了「健肢標準」（即腳度），具體內容如下：

◀上下台階

在無人幫助的情況下，可上下台階 40 公分高度者為合格。

◀走 10 公尺的速度

①快步（男 4.7 秒以下，女 4.3 秒以下）；

②稍快（男 4.3～5.3 秒，女 5.0～5.7 秒）；

③普通（男 5.4～5.9 秒，女 5.8～6.7 秒）；

④稍慢（男 6.0～6.9 秒）；

⑤慢步（男 7.0 秒以上，女 9.0 秒以上）。

◀一步的步幅

A 男 120 公分以上，女 110 公分以上；B 男 120～110 公分，女 110～100 公分；C 男 110～100 公分，女 100～90 公分；D 男 100～90 公分，女 90～80 公分；E 男 90 公分以內，女 80 公分以內。

健腳度提高後，老人們可以輕鬆地上、下公共汽車，能在街燈下順利地通過人行橫道，能穩健跨登街沿、屋階等，於是，這樣就解除了老人平日的諸多不便。

該科目不只是訓練正確的步法，還增加活動樂趣，養成理解、記憶的習慣，加強活動能力的自信心等內容。除了腿腳的活動以外，還用全身的打拳、玩球、適應體力的健美體操、平衡運動、伸展筋骨的準備活動、利用流水浴池的水中步行運動等輕鬆活動，從而加強全身的生理功能，達到抗衰老的目的。

10 腰肌勞損康復運動處方

☞ 作　用

腰肌勞損康復。

☞ 方　法

◀腰部前屈後伸
兩足分開與肩同寬站立，兩手叉腰，作好預備姿勢。

然後穩健地作腰部充分前屈和後伸各幾次，運動時要儘量使腰部肌肉放鬆。

◀腰部迴旋

姿勢同前腰部做順時針及逆時針方向旋轉各 1 次，然後由慢到快，由小到大，順逆時針交替迴旋各 8 次。

◀「拱橋式」

仰臥床上，雙腿屈曲，以雙足、雙肘和頭後部為支點，用力將臀部抬高，如拱橋狀，隨著鍛鍊的進展，可將雙臂放於胸前，僅以雙足和頭後為支點進行練習。反覆鍛鍊 20～40 次。

◀「飛燕式」

俯臥床上，雙臂放於身體兩側，雙腿伸直，然後將頭、上肢和下肢用力向上抬起，不要使肘和膝關節屈曲，要始終保持伸直，如飛燕狀，反覆鍛鍊 20～40 次。

以上方法於睡前和晨起各做一次。

11 腰椎間盤突出症的運動處方

☞作　用

治療腰椎間盤突出。

☞方　法

◀單腿舉降法

仰臥位，兩眼平視上方，兩臂平放在軀幹兩側，手掌向下，兩腿伸直，兩足併攏，足尖向上。單腿上舉，然後放下。舉腿要慢，放腿要快，雙腿交替反覆進行。

◀雙腿舉降法

仰臥，準備姿勢同「單腿舉降法」。雙腿同時上舉然後放下。舉腿要慢，放腿要快。

◀單腿屈伸法

仰臥，準備姿勢同「單腿舉降法」。單腿抬高，屈腿要慢，伸腿要快，雙腿交替反覆進行。

◀雙腿屈伸法

仰臥，準備姿勢同「單腿舉降法」。雙腿抬高，屈腿要慢，伸腿要快。

◀雙腿擺動法

仰臥，準備姿勢同「單腿舉降法」。雙腿併攏抬高同時左右擺動。擺動速度要慢。

◀左腿屈伸法

右側臥位，兩眼平視右前方，右臂枕於頭上，左臂扶在軀幹右側。左腿抬高，屈腿要慢，伸腿要快。

◀右腿屈伸法

左側臥位，兩眼平視左前方，左臂枕於頭下，右臂扶在軀幹左側。右腿抬高，屈腿要慢，伸腿要快。

◀軀幹側屈法

直立坐位，兩眼平視前方，兩臂旋後，雙掌心向內，並抱於腰間兩側，兩腿盤坐。身體向左右側屈，幅度要小，速度微慢，角度不限。

◀軀幹屈伸法

直立坐位，兩眼平視前方，兩臂屈曲，雙手抱頭於枕後，兩腿盤坐。身體緩慢前屈與後伸，角度不限。

◀軀幹旋轉法

正直坐位，兩眼平視前方，兩臂向前水平屈曲，與軀幹形成 90 度。身體向左右側旋轉，角度不限。

以上方法每日晨起與睡前各鍛鍊一次，每次 5～10 分鐘。

12 腰背疼痛的醫療體操

☞作　用

治療腰背疼痛。

☞方　法

◀預防腰痛的醫療體操

（1）仰臥位，兩腿同時直腿舉起成 80～90 度角，然後腿稍移向左側緩慢放下；再舉起，然後稍移向右側緩慢放下。

（2）仰臥位，兩腿同時直腿舉起成 45 度角，在此姿勢下左右腿做剪式交叉動作 3～4 次，然後放下。

（3）仰臥位，兩手叉腰，上體抬起，頭和肩胛部離床。

（4）俯臥位，兩臂屈肘前伸，上體和兩臂同時抬起。

（5）俯臥位，兩手放在背後相握，上體後仰，兩腿抬起。

（6）俯臥位，輪流向上舉起一腿。

施行上述操練可預防功能性腰痛症，但必須指出，體操中含有一些閉氣用力的練習，因此，不適宜患有動脈硬

化和高血壓的老人練習。

◀慢性腰痛的醫療體操

（1）坐位練習部分

第一節　上肢運動

【預備姿勢】：正坐。

①兩手前平舉，掌心相對；②兩手上舉，掌心相對；③兩手側平舉，掌心向下；④還原成預備姿勢。

第二節　腰屈伸

【預備姿勢】：正坐叉腰。

①低頭弓背團腰，同時兩肘向前移；②仰頭挺胸腰，同時兩肘向後移。

第三節　轉體

【預備姿勢】：正坐叉腰。

①左臂伸直經體前向後上斜舉，同時向左轉體，眼視左手；②左臂經體前回到叉腰姿勢（還原）；③～④同①～②，但左右相反。

第四節　體側屈

【預備姿勢】：正坐叉腰。

①左臂伸直垂直伸向地面，軀幹左側屈。同時右手沿體側上移到腋下；②還原成預備姿勢；③～④同①～②，左右相反。

第五節　抱膝

【預備姿勢】：正坐。

①兩手側平舉，掌心向上，挺腰；②左膝提起，雙手抱住小腿中段將下肢拉向胸前，同時低頭彎腰；③～④同①～②，左右相反。

第六節　轉體彎腰

【預備姿勢】：坐凳子前緣上，兩腿伸直分開。

①兩手側平舉，掌心向上，挺腰；②向左轉體彎腰以右手觸左足，左手向後斜上舉；③～④同①～②，左右相反。

（２）臥位練習部分

第一節　挺胸

【預備姿勢】：仰臥。

①挺起胸部和兩肩，吸氣；②還原成預備姿勢時，呼氣。

第二節　單抬腿

【預備姿勢】：仰臥。

①左腿伸直抬高60°左右；②放下還原；③～④同①～②，左右相反。

第三節　半橋

【預備姿勢】：仰臥兩膝屈曲，足踩床面。

①抬起臀部，同時挺胸挺腰，吸氣；②放下還原時，呼氣。

第四節　雙抬腿

【預備姿勢】：仰臥。

①兩腿伸直併攏抬起約60°；②還原成預備姿勢。

第五節　全橋

【預備姿勢】：仰臥。

①抬起臀部同時挺起胸部和腰部，吸氣；②放下還原時，呼氣。

第六節

【預備姿勢】：：仰臥。

①兩手舉向頭側，掌心向上；②坐起用手觸足尖；③還原成①；④還原成預備姿勢。

第七節　側臥抬腿

【預備姿勢】：向左側臥，右手在體前支撐床面。

①右腿伸直向上抬高；②放下還原。

第二個八拍向右側臥抬左腿。

第八節　小俯臥撐

【預備姿勢】：俯臥，雙臂屈曲，手置肩下方。

①雙臂伸直撐起上體，頭後仰，臀部不離地；②還原成預備姿勢。

第九節　俯臥抬腿

【預備姿勢】：俯臥，兩臂屈曲放於頷下方。

①左腿伸直抬高；②放下還原；③～④同①～②，左右相反。

第十節　燕式

【預備姿勢】：俯臥。

①抬起上身，兩臂兩腿同時伸直向上抬起；②放下還原。

◀腰背痛的醫療體操

第一節　屈單腿運動（二～四個八拍）

【預備姿勢】：直體仰臥，兩臂置於身體兩側。

①兩臂側平舉，同時左腿屈膝抬起；②還原成預備姿勢；③～④同①～②，但換右腿做。

第二節　前屈起肩運動（二～四個八拍）

【預備姿勢】：直體仰臥，兩臂彎曲，兩肘撐床。

①下肢固定不動。兩肘用力撐床，儘量抬起頭與肩；②還原成預備姿勢。

【注意】：抬起頭和肩時，頭不能後仰。

第三節　半橋運動（二～四個八拍）

【預備姿勢】：仰臥。兩臂置於體側，兩腿彎屈，小腿與床成直角。

①用肩、頸部著床，同時背弓，使胸、腹、臀部儘量抬起；②還原成預備姿勢。

【注意】：成半橋時，胸部要儘量挺起來。

第四節　挺胸運動（二～四個八拍）

【預備姿勢】：同第二節。

①兩肩及下肢、臀部固定不動，兩肘撐床，胸部儘量挺起；②還原成預備姿勢。

第五節　全橋運動（二～四個八拍）

【預備姿勢】：同第一節。

①用肩、頸部、兩臂和兩腳後跟支撐，整個身體儘量用力挺起；②還原成預備姿勢。

【注意】：整個身體挺起時，不能收腹，而要背弓。

第六節　舉腿運動（二～四個八拍）

【預備姿勢】：同第一節。

①兩腿併攏，直腿抬舉到 30° 左右；②還原成預備姿勢。

【注意】：兩腿舉起時兩膝要伸直，下落時儘量要慢。

第七節　四肢外展運動（二～四個八拍）

【預備姿勢】：同第一節。

①兩臂分開至側平舉，手心向上；同時向兩側分開成

大分腿，使整個人體如一個「大」字；②還原成預備姿
勢。

【注意】：兩臂與兩腿分開時要舉高，但不宜過高；
舉腿時膝關節要伸直。

第八節　雄獅抬頭（二～四個八拍）

【預備姿勢】：直體俯臥，兩臂彎曲，兩手撐於兩肩
外側。

①兩臂用力伸直，同時上體後屈，抬頭；②還原成預
備姿勢。

【注意】：上體後屈時要儘量用腰背肌的力量完成動
作。

第九節　後舉腿運動（二～四個八拍）

【預備姿勢】：直體俯臥，兩臂彎曲，用整個前臂支
撐於床上。

①左腿伸直向後舉起；②還原成預備姿勢；③～④同
①～②，但換右腿做。

第十節　烏龍探海（二～四個八拍）

【預備姿勢】：直體俯臥，兩臂置於身體兩側。

（1）下肢保持不動，兩臂伸直向後舉起，同時上體後
屈抬起；（2）還原成預備姿勢。

第十一節　飛機式運動（二～四個八拍）

【預備姿勢】：同第十節。

（1）兩臂後舉，手心向上，同時挺胸、抬頭、背弓、
兩腿伸直向後舉起；（2）還原成預備姿勢。

第十二節　全身運動（二～四個八拍）

【預備姿勢】：同第九節。

①兩臂伸直，同時上體後屈抬起；②兩腿彎屈，臀部後移接觸腳後跟；同時兩肩拉開，盡量使胸部貼住大腿；③同①；④還原成預備姿勢。

【注意】：腰椎間盤突出症恢復鍛鍊開始時，暫不做這一節動作，兩週後再加此節動作。

◀注意事項

（1）進行腰背肌鍛鍊，必須充分調動患者的主觀能動性，使之持久以恒，才能收到良好效果。

（2）運動量要遵守循序漸進的原則，逐漸加大。

（3）腰肌、腰骶部勞損患者進行背腰肌鍛鍊時，腰背部肌肉要放鬆，動作幅度要大些（但不宜過大），以便使肌肉的收縮和舒張得到充分的有節律的交替。腰背肌與腹部肌肉鍛鍊的比例應為 2：1。在鍛鍊時不宜作靜力性緊張的練習。

（4）穩定性脊柱骨折臥木板床一週後即可在臥位下開始腰背肌鍛鍊，每日 3～4 次，應以背伸肌鍛鍊為主；以後可根據病情恢復程度於第 3～4 週下床活動，逐漸加大運動量，每天 1～2 次，持續 3～6 個月。這時應在站位加做脊柱前屈、後伸、側屈旋轉等軸位的練習。

（5）腰椎間盤突出症應在恢復鞏固階段進行，一般以臥位鍛鍊為主，不宜做大幅度的體前屈動作，以防腰椎後緣間隙增大。椎間盤前部受壓，髓核有可能向後移位，加重病情或引起復發。

13 蛇形脊柱側彎矯正操

☞ 作　用

矯正蛇形脊柱側彎。

☞ 方　法

◀第一節

【預備姿勢】：仰臥位，左臂向上，右臂向下緊張伸展。

①挺胸並抬起肩部，放下；②左腿伸直抬高，放下；③左膝屈曲足踩床面，抬起臀部，挺起胸腰部，同時右腿伸直抬起，兩膝同高，放下。

◀第二節

【預備姿勢】：左側臥，左臂向上，右臂向下緊張伸展，腰下墊一小枕或砂袋。

①抬頭、肩以上胸部，左臂伸直抬起，放下；②同上，抬起後維持 30 秒放下，重複 2～3 次，間歇 30 秒，後期於頭上置 1.5～2.5 公斤重的砂袋，以加重負荷。

◀第三節

【預備姿勢】：右側臥，左臂向上，右臂向下緊張伸展，胸下墊上一小枕或砂袋。

①右腿伸直抬高，放下；②同上，抬起後維持 30 秒放下，重複 2～3 次。後期於小腿上綁紮 1～1.5 公斤重的砂袋，以增加負荷。

◀第四節

【預備姿勢】：俯臥位，左臂向上，右臂向下緊張伸展。

①抬起頭、肩及左臂，放下；②左腿伸直抬高，放下；③頭、肩、左臂及伸直的左腿同時抬高，放下。

◀第五節

【預備姿勢】：俯臥位。

①兩肘、兩膝著地，抬頭，同時左臂向前伸直抬高，還原成預備姿勢；②兩腕、兩膝著地，抬頭同時左腿伸直抬高，還原成預備姿勢。

◀注意事項

①動作要平穩緩慢，配合深呼吸，不要屏氣；②一般每天練習一次；③運動量可視體力情況適當掌握，並逐步增加，例如，每節操各動作重複次數可從 10 次漸增至 30 次；先不練在身體部位上置砂袋的動作，以後酌情加上去，甚至在抬腿和抬臂的動作時均可逐漸加上砂袋；④脊柱蛇形側彎方向相反的患者，練習時應把操中動作的左右方向完全倒過來進行。

矯正脊柱側彎的體操，重點在於伸展脊柱和鍛鍊背肌，對脊柱凸出側已被拉長和變弱的肌肉給予增強，對凹入側已縮短的肌肉給予牽伸。因此，對於任何類型的脊柱側彎還可再做下列操。

①兩手叉腰。肩胛的移近和外展；②兩手叉腰。向上盡力挺胸；③軀幹的前屈和伸直（手可以放腰旁，或肩部，或頭後）；④用兩臂吊在水平梯上用手交替前移；⑤左側和右側轉身。

14 圓背矯正操

☞作　用

圓背出現後，可用醫療體操來矯正。矯正的原則是增強背肌，挺伸軀幹和擴展胸廓。除體操外，進行自由式或蛙式游泳，或做適當的懸垂練習也有幫助。

☞方　法

（1）立正姿勢，挺胸，足跟抬起。

（2）立正姿勢，挺胸，同時兩臂向後，足跟抬起。

（3）兩腳併攏站立，兩臂放胸前。兩臂向後運動，同時挺胸。

（4）兩腳併攏站立，兩手觸肩，軀幹向前傾，再將背挺直。

（5）兩腳併攏站立，兩手持體操棒自然下垂，挺胸，把木棒放在胸前。

（6）兩腳併攏站立，兩手持體操棒自然下垂，兩臂向上抬起，兩手持木棒放在胸部，挺胸向前彎，兩臂向前伸。

（7）兩腳叉開站立，兩手持木棍放在胸部，挺胸向前彎，兩臂向前伸。

（8）立正姿勢。頭頂醫療球走路，頭上可放一個枕墊。

（9）站立，頭上負重物，手叉腰。在半蹲姿勢下走路。

（10）站在體操凳反面的平衡木上，兩臂放身旁，兩

腿向前沿平衡木行走。

（11）站在體操凳反面的平衡木上，兩臂放身旁，沿平衡木作高抬腿行走。

（12）俯臥位，兩手在背交叉。挺直軀幹，兩交叉的手向後上牽動。

（13）俯臥位，用肘部支撐。用肘和頭部支撐挺直軀幹，但骨盆不動。

（14）膝腕撐位，水平位。儘量向下低頭，屈曲背部，隨後儘量伸背，頭向後仰。

（15）膝腕撐位，背伸直，頭直位，屈曲肘關節呈直角，頭維持垂直位，背部直伸，骨盆不動，恢復原位。

（16）仰臥在斜板上，用腋窩支持。安靜地臥著。

（17）仰臥在斜板上，用腋窩支持。用手腕抓住斜板緣，伸展肢體。

（18）背向肋木站立，用手由頭上抓住橫木，兩腳併攏。用力伸展軀幹。

（19）抓住吊環，吊環在頭的水平高度，兩腿併攏。在半蹲位上吊著，復原。

（20）躺在墊子上，兩腿外展，在後凸部的下面墊一個球，兩手叉腰，支撐在球上。

15 凹背的矯正操

☞作　用

凹背不一定產生症狀，只是外觀異常。但在婦女，凹背常是引起腰背痛的原因之一。因此，一經凹背引起症

狀，就應該採用體操來矯正。

☞ 方　法

矯正凹背的體操重點是伸展下背部肌肉，加強腹肌。矯正操示例：

（1）仰臥位。兩手叉腰，兩腿伸直，緩慢抬起和放下。

（2）膝腕撐位。屈背，頭呈垂直位，儘量將臀部向後抬起，復原。

（3）膝腕撐位。屈背，頭呈垂直位，向後外展直一下肢，足尖觸及地面，伸展背部，頭向後仰。

（4）仰臥位。固定踝部，仰臥起坐，手觸足尖。

（5）仰臥在斜板上，手抓住板緣。屈膝，然後兩腿直。

（6）站位，兩腳分開同肩寬，手持體操棒，兩腿輪流向後外側伸直，足尖著地，同時體操棒放在胸前。

（7）坐在地上。兩腿向前伸直並稍分開，外展兩臂，同時吸氣；軀幹向前彎，兩手觸足尖，同時呼氣。

（8）側面站向肋木，在骨盆的水平面上用伸直的臂抓住橫木，軀幹向前傾，同時向後抬起一下肢，軀幹和抬高的下肢呈一水平面，兩側輪流進行。

（9）面對肋木，用兩手懸吊，兩腿伸直輪流向後外展。

16 按揉獨穴治落枕

☞ 作　用

落枕是指頸部筋膜、肌肉、肌腱及韌帶等軟組織的無菌性炎症，多因睡眠時枕頭過高，睡姿不當，以及睡時頸肩部受涼引起的。

採用該穴位按揉，能改善局部血液循環，刺激神經，消散炎性介質，疏通經絡。按揉時用力應均勻穩定，勿滑移，如果病人在一段時間內反覆落枕，在排除高枕等誘發因素外，宜詳細檢查和拍 X 線頸椎片，以考慮是否發生了早期頸椎病的可能。

☞ 方　法

【治療方法】：

①選穴：病側肩胛骨正中線中點稍外側，按壓時有明顯酸脹痛感；

②操作步驟：病人取坐位，抬頭挺胸，雙手手臂自然下垂，手掌放於大腿上，全身肌肉儘量放鬆，術者站在病人身後，先在穴位上用掌根按揉 1～2 分鐘，然後用拇指食指按揉穴位至紅、熱，再用大拇指指腹按揉，先輕後重逐漸加力，同時囑病人做頭頸的伸屈、旋轉，一般按至頸項活動自如即可，大約 10～15 分鐘，1 次未癒者，12 小時後再做第 2 次，100％的治療有效。

17 平足症矯正操

☞ 作用與方法

　　少年兒童患平足症，進行矯正體操有一定的效果，成人則效果較差。為了使治療得到較好的效果，操練時應該赤足，大部分操練在免除負重的位置下（如坐臥位）進行。操練動作要多變換，避免局部疲勞。如疼痛較明顯，操練前可先用溫熱水浸足或先做冷熱水交替浴。以下矯正操適於小學低年級。

◀第一節　踮步走（四個八拍）

　　【作用】：這一節動作為開始時的準備活動。

　　【預備姿勢】：立正。

　　①左腿前邁小步時先腳尖著地，腳背稍向外，再前腳掌著地，最後過渡到全腳著地，同時身體重心移到左腿，支撐腳和身體成一直線；②同上，但換右腳做。

　　【注意】：步幅要小，不能屈膝走。

◀第二節　足尖走（四個八拍）

　　【作用】：主要是鍛鍊趾長屈肌。這塊肌肉力量的增長能對足產生一種自下而上的抬托作用。

　　【預備姿勢】：立正，腳跟提起兩手叉腰，四指向前。腳尖走步。

　　【注意】：步幅要小，身體保持正直；走步時，腳跟始終要提起。

◀第三節　踢毽子（四個八拍）

　　【作用】：主要鍛鍊膠骨前後肌，此肌對足弓產生向

上抬托的作用。

　　【預備姿勢】：立正，兩手叉腰，四指向前。

　　①左腳向前一步，身體重心移到左腳；②提右膝向內上踢，腳內翻，繃腳尖；③右腳向前一步，同時重心移至右腳；④還原成預備姿勢；⑤～⑧同①～④，但換左腳踢。

　　【注意】：上踢時眼視腳掌心，稍停片刻。

◀第四節　腿下蹲（四個八拍）

　　【作用】：主要鍛鍊下肢提踵的肌肉，如趾長屈肌等；當提踵高些時脛骨後肌也有一定作用。

　　【預備姿勢】：立正，兩手叉腰，四指向前。

　　①左腳向前一步；②右腳向前一步，同時兩腿全蹲，兩手抱膝；③起立，提腳跟，兩手叉腰；④還原成預備姿勢；⑤～⑧同①～④，但先出右腳。

　　【注意】：起立提腳跟時可稍停片刻。

◀第五節　腳畫圈（四個八拍）

　　【作用】：鍛鍊內翻和外屈的肌肉。

　　【預備姿勢】：立正，兩手叉腰，四指向前。

　　①左腳向前一步；②右腳向前一步（重心在左腳），腳尖踮地；③微屈左膝，同時右腳尖按順時針方向在地上畫圓一周，畫圓時要慢；④右腳收回，還原成預備姿勢；⑤～⑧同①～④，但換另一腳畫。

　　【注意】：畫圈時腳尖繃直用力。

◀第六節　腳跟跑（四個八拍）

　　【作用】：主要鍛鍊脛骨前肌，對足弓可產生一種向上提的作用。

【預備姿勢】：立位，兩手握拳於腰部，拳心相對。
兩腳跟向前小跑步。

【注意】：跑時步幅要小，身體挺直。

◀第七節　縱跳躍（四個八拍）

【作用】：主要鍛鍊下肢的肌肉力量。

【預備姿勢】：立正，兩手叉腰，四指向前。

①左腳向前一步；②右腳向左腳併攏，同時下蹲；③向上縱跳；④還原成預備姿勢；⑤～⑧同①～④，但換右腳起步。

【注意】：向上跳時儘量跳高，腳尖要繃直，落地要輕。

◀第八節　外側走（四個八拍）

【作用】：主要鍛鍊趾長屈肌和腓骨長肌等。

【預備姿勢】：立正，兩手叉腰，四指向前。
走步時腳要稍內翻，靠腳外側走。

【注意】：走時身體要挺直。足要內翻足趾要用力屈曲。

◀第九節　推腳心

【作用】：經過緊張鍛鍊後能使肌肉放鬆，促進足掌部血液循環。

【預備姿勢】：坐位。

左腳擱右膝上，用右拳在左腳弓上推滾（自第二趾骨順次推滾至第五趾骨止），推4～8次後換推另一隻腳心。輪流做2～4次。

【注意】：推滾時要緩慢用力。

◀第十節　放鬆整理（四個八拍）

【作用】：主要放鬆下肢的肌肉。

【預備姿勢】：立正。

①兩臂側平舉，同時提左膝；②兩臂經體側下落至體前交叉，同時左腳著地；③同①，提右膝；④還原成預備姿勢。

【注意】：兩臂側平舉時肩關節要放鬆，使兩臂自然擺動側平舉與下落體前交叉。

18 自我按摩治跟骨骨刺痛

☞作　用

治療跟骨骨刺痛。

☞方　法

◀撞擊足跟

取坐位，抬起患肢，用足跟著地，撞擊跟部，連續 20 次左右即可。

◀點阿是穴

取坐位，患側踝關節橫放於健側膝關節上，先在跟部細心尋找痛點（阿是穴），找到最痛的一點後，用拇指指腹揉按，先輕力，逐漸加大力，揉按 1 分鐘。再轉用壓放法，對著阿是穴用力，呈深在性按壓，如此手法操作 1 分鐘，然後用掌心擦足底 1 分鐘，至局部微紅微熱為度。

◀拿太谿、崑崙穴

體位同上。用拇指及中指指腹分別點按在患足後跟上

的太谿穴和崑崙穴上，兩指相對用力捏拿足後跟腱，約 1
分鐘。

◀按原旋踝

以左足跟骨骨刺為例，抬起左踝關節，橫放在右膝關
節上，用左手虎口撐開，對著左踝關節橫紋上，按著踝關
節周圍的原穴上，右手握住左足五趾，先逆時針方向旋轉
左踝關節 40 次，再順時針方向旋轉左踝關節 36 次，旋轉
幅度以最大為原則，施以揉力，邊旋轉，左手虎口及拇
指、食指邊揉按左足踝附近的原穴，足踝、跟部即有舒適
感。

◀鬆跟骨

最後下地，隨著活動雙下肢片刻，站立，雙手撐腰，
健側下肢站穩，抬起患側下肢，抬起膝關節呈 90 度，以足
跟用力，向前下方用力蹬直下肢，五趾向足背用力翹起，
再伸直，如此活動足蹺 20 次，然後旋轉足踝關節，先向外
旋轉 20 次，再向內旋轉 18 次，患側著地，隨著鬆弛足踝
及足跟，結束手法。

以上按摩法，早、晚各 1 次。

19 雙腳護理法

☞作　用

我們每個人的腳有 26 塊骨、19 塊肌肉、33 個關節、50
多條韌帶、50 萬條血管、4 萬多個汗腺……它真是一部神
奇的機器，然而不幸的是，我們對它毫不關心。變形的腳
趾、雞眼、老繭……這是我們最常見的腳病。我們對這些

小毛病一般都視而不見，直到有一天突然發現，病痛一發而不可收拾。

　　最重要的是要學會愛護自己的雙腳，才能防止腳病的發生。

☞ 方　法

◀鞋要合腳

　　鞋太緊會把腳擠得肌肉收縮，腳趾無法動彈，角質層變熱。鞋子太尖會使腳趾變形。鞋子太平會使腿肚攣縮。穿輕便女鞋一定要當心，這種鞋會使腳跟拉緊，並使椎骨受到擠壓！鞋跟過高會使身體前傾，腰部呈弓形。鞋底過硬會損傷跟腱和肌肉，太軟會使腳的側面扭傷。

　　那麼說，只有赤腳走路了？並非如此，應該選擇軟皮鞋，鞋跟最高不超過4公分，鞋要盡可能寬鬆，要有後跟硬襯皮，穿上合腳，舒適自在，腳部各關節沒有擠壓、刺痛感。選擇涼鞋時，應該注意腳跟兩邊不能超出鞋底。

◀溫水洗腳

　　用溫水洗腳，這是使腫脹、受傷和肌肉緊張的雙腳鬆弛的理想方法，如果往水裏加些粗鹽、薰衣草香精油，效果就會更好。不要用肥皂水洗腳。它會使腳指甲變軟，雙腳在水裏浸泡時間不得超過10分鐘。然後，仔細把腳擦乾。接下來，用脫皮香脂擦去皮屑。一定要用特製銼刀或浮石除去腳跟老繭。當然，動作要輕柔，不要損傷表皮，否則，表皮會變得越來越厚。

◀按摩腳部

　　腳的皮膚修整乾淨了。這時，如果雙腳皮膚乾燥，就

擦些營養霜。如果沒什麼特殊問題，可擦些護膚乳液。擦護膚品要從腳趾開始，朝著踝骨方向擦，要邊捏邊擦。這種腳部按摩可以刺激體內各個反射區。

◀做操放鬆

最後，用腳滾動網球或擀麵杖。這樣，一方面可以放鬆，另一方面腳下的壓力促進血液流通。試著用腳趾撿起掉在地上的鉛筆。把雙腳放平，然後儘量抬起腳尖，雙腳左右旋轉。最後從上到下捏掐跟腱。這樣，你就會感覺非常舒服。

20 點按踝部保健法

☞作　用

醫學專家發現，雙腳踝部是人體最複雜的結構，因為在這裏集中了大小不等的 26 塊骨骼，在它的周圍佈滿了肌肉，關節以及韌帶等等。

現在介紹一種「點按踝部保健法」。

【優點】：①操作簡易，任何人都可以學會。②不需要任何費用。③不需要特別的場所和時間。③有立竿見影的效果。

☞方　法

①用左手拇指與食指按在左腳踝的「阿基里斯腱」。②一邊按壓踝部，一邊提起腳後跟後放下。③一邊按壓踝部，一邊伸直各趾，使腳尖成為一條直線。④這時會感到腳後跟稍微疼痛，但心情舒暢，保持原狀 5 秒鐘。

◀姿勢

如果不能保持原狀進行按壓時，可以將另一隻手放在膝蓋上（坐在地板上）。左腳伸直，右腳彎曲，右手掌心放在膝蓋上，左手拇指與食指抓住阿基里斯腱。腳尖伸直，與脛骨形成一條直線，用眼睛確認腿肚的緊張程度。

◀腰痛

（坐式）然後上半身向右傾斜，各操練 3～5 次。

腰部右側疼痛時，按壓右腳踝 5 秒鐘，接著上半身向左傾斜。

◀頭痛

按壓踝部 5 秒鐘，頭部慢慢地左轉，右轉各 10 次，然後換腳操練。

◀肩痛

左手在肩痛一側的腳上踝部按壓 5 秒，同時右手按壓肩部 5 秒。

◀便秘

左手按壓右腳踝部，同時右手各指按壓腹部 5 秒鐘。

◀怕冷

按壓踝部以後，脛骨與腳骨形成一條直線，同時雙手十指揉搓右腳腿肚，雙腳各操練 5～10 次。

21 手足冰涼的自我按摩法

☞作　用

不少人，尤其是女人，在冬季常手腳冰涼，可用自我按摩的方法。

☞ 方　法

按摩的部位及方法是：①心俞穴（第五胸椎下，旁開 1.5 寸取穴）按揉 36 次，左右各轉 18 次；

②腎俞穴（第二腰椎下，旁開 1.5 寸取穴），按揉 36 次、兩側共 72 次，每一側都是左轉 18 次右轉 18 次；

③氣衝穴（仰臥，肚臍下 5 寸旁開 2 寸取穴），在此穴位的下邊，有一根跳動的動脈，先按揉氣衝穴，後按揉動脈，一按一鬆，交替進行，一直按到腳下有熱氣下流的感覺為止；

④按揉湧泉穴（足心前 1/3 凹陷處取穴），以感覺到熱為限度，再按揉腳趾，特別是大腳趾頭第二節有幾根毫毛之處，要多用力。

上述方法，每晚睡前按摩一次即可，只要按摩的部位準確，持之以恆，大約 15 天後就可見效。

22 游泳時抽筋的預防與處理

☞ 作用與方法

夏季游泳，既能防暑降溫，又可增強體質。但游泳時也會出現抽筋現象，如何預防和處理游泳時所發生的抽筋現象呢？

首先，要瞭解發生抽筋的原因。據調查瞭解，游泳時發生抽筋大都是由於體內缺乏熱量，或缺乏鈣、磷，或缺乏睡眠或者游泳前準備活動不充分等原因而引起。

增加體內熱量，就要多吃些肉、蛋類，增加脂肪、蛋

白質，還要多吃些甜食。這些食物可供給熱能，以適應冷水的突然刺激，避免抽筋。多吃些鹽，可保證體內電解質的正常的比例關係，保證神經肌肉的正常興奮性，從而避免因全身無力而引起的抽筋。

體內的鈣、磷、鉀不足時，會使人感到疲乏無力、體力下降、神經肌肉的興奮性減弱，因此，要多吃些含鈣、磷、鉀的食物，如馬鈴薯、黃豆、海帶、雞蛋、牛奶、豬骨等，以防抽筋。下水前先做做熱身操、跑跑步，特別注意多做些下蹲運動，並用手揉揉腿肚子，然後再用冷水淋淋身體，這樣也可避免抽筋。

一旦發生抽筋，最重要的是必須保持鎮靜，千萬不要慌忙，可以叫人來救或自我解脫。

在水中解脫抽筋的方法，主要是牽引抽筋肌肉，使其伸展和鬆弛。其具體處理方法有：手指抽筋時，將手握成拳頭，然後用力張開，反覆迅速交替做；一個手掌抽筋時，用另一手掌猛力壓抽筋手掌，並做振顫動作；上臂抽筋時，握拳並儘量屈肘，然後用力伸直，反覆做數次；小腿或腳趾抽筋時，先吸一口氣，仰臥水上，用抽筋肢體對側的手握住抽筋的腳趾，並用力向身體方向拉，另一隻手壓在抽筋肢體的膝蓋上，幫助膝關節伸直，如此連續做幾次；大腿抽筋時，吸一口氣，仰臥水上，彎曲抽筋的大腿，並彎曲其膝關節，然後用兩手抱著小腿用力使其貼在大腿上，並加振顫動作，最後用力向前伸直；胃部抽筋時，先吸一口氣，仰浮水上，迅速彎曲兩大腿靠近腹部，用手稍抱膝，隨即向前伸直，注意動作自然，不能用力太大。

五、五官疾病的運動處方

1 養睛明目操

☞ 作　用

養睛明目。

☞ 方　法

◀熨目法

黎明起床，先將雙手互相摩擦，待手搓熱後，以手掌熨貼雙眼，反覆 3 次以後，再以食指、中指輕輕按壓眼球，或按壓眼球四周。此法能使雙目明亮，炯炯有神。

◀吐氣法

腰背挺直坐著，以鼻子徐徐吸氣，待氣吸到最大限度時，用右手捏住鼻孔，緊閉雙眼，慢慢地吐氣。此法能消除目暗不明，也可治眼睛不時流淚之症。

◀運目法

兩腳分開與肩寬，挺胸站立，雙手交叉，頭稍仰。瞪大雙眼，儘量使眼球不停轉動（頭不動），先從右向左轉 10 次，再從左向右轉 10 次。然後慢慢放鬆眼眶及眼周肌肉，重複上述運目法 3 遍。此法於清晨曠野或花園內進行最好，能起到醒腦明目之功效。

◀抓筋法

身體取臥位，先緩緩吸氣 3 次，而後用雙手抓兩側頸

筋脈 5 次（筋脈位於胸鎖乳突肌部位），連續抓 10～15 次。此法有清心明目之功效。

2 白內障保健操

☞ 作　用

老年人患白內障較多，中醫理論認為是因肝腎兩虧所致。目前日本正在流行的保健操可防治。

☞ 方　法

①首先進行腹式呼吸（吸氣時腹部凸出，呼氣時腹部下凹），慢慢地鼻吸口呼 3 次；

②一邊進行呼吸，一邊用雙手拇指按壓眼內眥角睛明穴 5 次，再按壓雙眼下邊中央四明穴 5 次；

③一邊慢慢地呼氣，一邊眼睛與頭部轉向右邊，操作 2 次。然後，在呼氣時眼睛與頭部轉向左邊，操作 2 次；

④雙眼緊閉，然後突然張開，眼珠向上、向下、向左、向右各轉動 2 次。每天操作 3 次。

3 按摩治老年人流涕

☞ 作用與方法

用按摩法治療老年人流鼻涕，方法簡單、效果好。一般每天早、中、晚各做 3 次，4～6 個月便可見效。

具體方法是：按摩鼻翼旁 5 分、鼻唇溝中的迎香穴，用兩手指旋轉輕揉按摩 60 次，使鼻內有通氣的感覺為宜。

同時按摩迎香穴偏上的上迎香穴。按摩時點、按、揉結合，手法輕重適當，切忌用力過急、過猛。

　　雖然刺激的是表面，但其作用通過經絡可傳遞到相連屬的臟腑，從而起到調解氣血的作用。可促進血液循環，增強抗病能力。

4 按摩治耳鳴

☞ 作　用

　　治療耳鳴。

☞ 方　法

　　（1）右手越過頭頂，用大拇指、食指及中指向上牽拉左耳輪最高處 17 次，用左手越過頭頂，以上述 3 指牽拉右耳輪最高處 17 次。

　　（2）右手蒙住右耳，左手蒙住左耳，分別同時向耳內方向加壓，一壓一鬆，使耳部發生「呼呀！呼呀」的聲音，如此 30 次。

　　（3）右手大拇指與彎成弧形食指夾住右耳輪從其最高處輕輕地順勢按摩至耳垂處。同時，左手大拇指與彎成弧形食指夾住左耳輪，從其最高處輕輕地順勢按摩至耳垂處。周而復始，如此 30 次。

　　（4）鳴天鼓。兩手的中指按在頭後部的枕骨上，將食指搭在中指上向下彈 50 次。

5 耳穴按摩美容法

☞作 用

　　長年堅持耳穴按摩，可由促進耳部血液循環，達到通經活絡、調節機體陰陽平衡和增強機體免疫能力等作用。再加上耳部的一些具有特殊功效的穴位，如：內分泌疲勞恢復點、便秘點、降壓溝、神門等，可起到改善睡眠，增進食慾，大便通暢，平穩血壓的效果。

　　長此堅持耳穴按摩，自然會神清氣爽，精力充沛，面色紅潤，耳聰目明，從根本上延緩了自身衰老。

☞方 法

　　簡易耳穴保健按摩方法如下：

　　（1）雙手食指、中指微微叉開，從耳垂處往上輕輕夾住耳廓，然後中等速度上下摩擦 10～50 次即停。

　　（2）雙手拇、食指指腹對合於耳前後、力量適中，做旋轉捻揉 3～5 下，並依次滑動，來回往復 10～50 次不停。

　　（3）用拇指的指腹和食指、中指的側面，將整個耳廓夾在其間，用柔和之力向外牽拉，向上、下牽拉及前後牽拉十餘次。

　　耳穴保健是我國傳統美容的經典之一，簡易方便卻療效顯著，在小憩之刻，不妨試試。

6 口腔保健操

☞ 作　用

在食物漸趨精細的今天，口腔得不到有力的運動，更需要做口腔保健操，以促進牙周組織的血液循環與新陳代謝，提高牙齦組織對外界刺激的防護能力，減少牙周乃至各種口腔疾病的發生。

☞ 方　法

◀牙刷按摩

在刷牙的同時進行，將牙刷毛壓在牙齦上扭轉 45 度，牙齦受壓暫時缺血，當刷毛放鬆時局部血管擴張充血，反覆做前後短距離顫動，可以改善局部血液循環，增強抵抗力。但在牙齦急性炎症及大量牙結石未清除之前不宜作此按摩，以免加重炎症與出血。

◀口外手指按摩

一般用右手食指，放在牙齦相應的面部皮膚上，按一定順序，做局部小圓旋轉移動的按摩。

◀口內手指按摩

刷牙或漱口後，將洗淨的手指放入口內牙齦黏膜上，做由後向前、由上到下的均勻揉按，每次每個部位 15 次左右。然後由牙根部施力向牙冠部做滑動按摩揉動，依次按摩上下左右的內外側牙齦約 3 分鐘。長期堅持對防治牙周病有一定效果。

◀錐形橡皮按摩器按摩

適於對牙齦乳頭萎縮及牙周手術後遺留的根分叉暴露區的牙齦。使用時，橡皮尖以 45 度角，尖端向頜面，側緣輕壓於牙齦上，做旋轉式動作。旋轉 5～6 次後，橡皮尖緊貼牙齦，向頜面作挑剔動作，可起到類似牙籤的作用。

7 鍛鍊五官保健法

☞作　用

提起健身之道，人們想的、做的多是活動四肢和腰軀，而「五官」卻往往成為被遺忘的角落。其實，人體的五官也是不用則退，不練不健。

☞方　法

◀練口

要多嚼、多叩：練習時，先做空嚼之舉 50 次左右，以使嘴部肌肉得以活動；再用洗淨的指尖稍用力反覆輕叩上、下齒（要注意每顆牙齒都要叩打）。這樣做能調節口腔的生理機能，尤其對牙齦，能加速血液循環，提高牙齦的抗病功能。

◀練眼

可分三步走：首先，做眼保健操，身坐正，腰挺直，兩眼微閉，用雙手輕輕按摩眼睛周圍的肌膚，約 2～3 分鐘即可；其次，雙目平視遠處或近處綠色植物約 5～10 分鐘；最後，讓眼球活動活動，讓視神經得以放鬆休息。

◀練鼻

揉、捏結合：先說揉，用左手或右手的拇指及其他手指分放鼻翼兩側，輕揉 50 次左右，揉時可逐步加力；再說捏，用左手或右手的拇指及食、中指從雙目間起自上而下沿鼻部稍用力進行捏揉，捏揉範圍應顧及鼻骨兩側及鼻翼根基。這樣做既可使鼻部輕鬆，鼻腔通暢，又能預防傷風感冒。

◀練耳

先挖後揪：先用雙手食指或其他手指伸入耳窩，連續掏挖 50 次左右，使耳道得以活動；然後，再分別用雙手揪耳朵 50 次左右，使平時得不到運動的耳朵肌膚得以充分活動。倘能持之以恆，可保持耳聰。

◀練面

用自己的雙手搓臉部。搓時，先洗淨手、臉，雙手先對搓一下，然後用雙手自頭額部從上而下，經雙腮止於腭，適當用力，如此反覆搓上 50 次左右。一天可數次搓臉，既可使臉部紅潤健康，又可減少和防止皺紋及臉部過胖。

六、神經性疾病運動處方

1 防治頭痛操

☞作　用

許多＼人由於經常處於精神持續性緊張狀態，結果在

不知不覺中「染上」了慢性頭痛症。這種頭痛異於傷風感冒引發的頭痛，往往是肌肉收縮性頭痛，其主要特徵是自感頭部沉重、乏力等。因此，用舒展頭頸部肌肉，暢通血液的體操來「應酬」是很有效的。即便頭痛症來臨時做此操，亦能緩解痛感。當然，在頭痛症發生之前，預防性地多做該操，被認為是最有效的治療手法。

☞ 方　法

◀緩慢地左右伸展頸肌

先將頭部倒向右側，儘量用耳朵觸肩部，而後慢而穩、大幅度地伸展頸肩肌肉等。反方向做同樣的動作。

◀用左右手心推擊頭部

用左右手心相互推撞頭部，來回地進行有節奏的壓迫性按摩，要選擇自感舒服的方向做。

◀用指尖按摩頭部

雙手手指伸直，在頭髮上做滑行般的抓捏動作，反覆操練 30 次左右。

◀大幅度轉肩

雙肩前後緩慢地大幅度旋轉，同時，下頦要保持收緊的動作。

◀握拳扣擊頭頂部

在頭頂的附近，雙手輕握拳，然後，以自己能承受的力量進行扣擊。

◀用指關節按太陽穴

雙手的食指彎曲成弓形，在雙側的太陽穴上，以順時針的方向同時做旋轉按摩，約 5 分鐘左右。

2 癡呆症的自我按摩康復法

☞作　用

老年癡呆症患者或家屬可進行按摩治療。

☞方　法

（1）按風池（胸鎖乳突肌與斜方肌之間）、太陽穴、內關穴、合谷穴各1分鐘。

（2）兩手掌相對推揉頭部兩側3至5次。

（3）用食指、中指、無名指揉撥頸部兩側3至5遍，捏拿肩井穴（第1頸椎棘突與肩峰連線的中點）1分鐘。

（4）用手指端按揉頭頂部2至3分鐘，重點按壓百會穴（耳尖直上、頭頂正中）。

（5）五指分開，以雙手手指指峰或指腹，從前向後，從內向外，輕緩地梳理頭部3至5分鐘。

3 搖頭晃腦治麻木

☞作　用

有些中老年人，常常會感到手臂麻木，這是由於頸椎部的骨節增生引起的。只要經常進行頸部活動，搖搖頭，晃晃腦，手臂麻木便可得到緩解或者治癒。

☞方　法

其具體做法是：取坐位或站位，讓頸部先向左轉幾

圈，再向右轉幾圈，然後低頭抬頭活動幾下，再左右晃動幾下。開始時動作要輕柔些，速度要慢些，搖晃次數也應少些。

在活動時如感到頭暈，應停下來做幾次深呼吸，待頭腦恢復正常後再繼續做。

在初做的 1～2 週內，每次活動 10 分鐘左右就可以了，以後可逐漸增加到 30 分鐘。在做搖頭晃腦動作時，有時會聽到頸椎部有響動，這是正常現象。每天早晚各做一次，一般經過一個月後，手臂麻木便可消失，但癒後仍應堅持活動，以鞏固療效。不過，患有重度高血壓者不適宜做此鍛鍊，以防引起不測。

4 坐骨神經痛的簡易療法

☞作　用

治療坐骨神經痛。

☞方　法

坐骨神經痛不是一朝一夕形成的，大都因為著涼或是勞累過度所致，發病的徵兆是臀部感到酸痛，蹲下之後站起感到不自然。這時應注意腰部勿著涼，儘量不要拎舉重物，多休息，並可採用坐骨神經痛的自我簡易療法，具體如下：

第一節：人平躺，頭下不要墊枕頭，在屁股下墊兩個枕頭，兩手抱膝，儘量抱緊，做 20 分鐘。

第二節：人俯臥，用兩個枕頭墊於胸前，兩手放在枕

頭上，再用兩個枕頭墊於膝蓋下，全身放鬆，躺 30 分鐘。

第三節：人側睡，上邊腿彎起，下邊腿伸直，把上腿腳踝擱於下腿的膝蓋上，左側、右側各做 10 分鐘。

此法簡單易做，療效顯著，也無需任何費用。

5 精神性失眠的按摩療法

☞作　用

失眠是指睡眠時間不足或睡眠的不深，大都兩種情形同時存在。失眠的原因可以歸納為環境性、身體疾病性和精神性三大類。

精神性失眠在生活中最為常見，患者常有頭痛、頭暈、頭眩、記憶力減退、注意力不集中、心跳、手顫、身體衰弱和精神疲乏等症狀。對此，除了生活調理、藥物治療外，採用按摩治療，也有很好的輔助治療效果。

☞方　法

首先按摩脊背對消除緊張焦慮有較好的療效，可在夫妻、家人之間開展，若加之感情上的安慰、同情和支持、理解，可能更為有效。其步驟有三：

（1）第一步，按壓胸背

雙手相疊按壓患者背部（患者俯臥在床上），施術者手法上可稍微用力，以使患者意識到他正在接受按摩，而不去想焦慮之事。

（2）第二步，振搖脊背

用雙手固定患者骼腰部，然後用搖動的手法使患者整

個身體發生輕微的搖動。這樣可使軀幹獲得鬆弛、腦脊液循環加速，甚至可以使大腦組織在震動時產生某些可以安定精神活動的物質———腦汰。

（3）第三步，騎壓脊背

患者俯臥在床，施術者騎坐在患者背部，然後用雙手按壓，只要使患者意識到他在接受按摩，無論按摩手法如何，都對解除患者精神焦慮具有積極的意義。

在進行完脊背按摩之後，患者的精神已放鬆。然後，施術者可開始催眠按摩術。

其方法為：施術者將雙手烘熱，然後略接觸患者皮膚的表面，從額部———兩頰———手背，按照同一方向反覆地、緩慢地、均勻地按摩。不宜有任何粗大的動作和突然的手法變化，按摩時，嚴格限定於單純地表面按摩，不要引起癢感、脹感和痛感，忌用掐、拿、捏等用力的按摩手法。很多病人經過這一程式便會入睡。

精神性失眠的按摩療法簡便易行，又沒有副作用，長久堅持，失眠可不藥自癒。

七、內分泌和泌尿性疾病運動處方

1 糖尿病的運動處方

☞作　用

糖尿病人參加體育運動，除了幫助超重的病人減輕體重外，還可以降低血壓，改善周邊血液循環，降低血液膽

固醇及甘油三酯濃度，增加高密度脂蛋白膽固醇，降低過高的血糖，促進胰島素在體內的生成，這對控制和治療糖尿病有著積極的作用。同時，對於預防冠心病、腦中風等疾病也很有意義。

☞ 方　法

一般來說，糖尿病人應從運動項目、運動強度、運動頻率和運動時間四個方面作出科學安排。

◀適合糖尿病人的運動項目

選擇運動項目，需考慮患者的年齡、健康狀況及興趣。一般來說，老年患者最好選擇太極拳、散步等運動量較小的活動；中年患者可進行游泳、自行車、乒乓球、羽毛球及登山等；體重較重或合併有膝關節炎的，最好選擇游泳，既可消耗熱量，也不會增加膝部的負擔。

此外，在選擇體育鍛鍊內容時，最好事先同醫生商量一下，求得醫生的指導。

◀需要多大的運動強度

人們檢測運動強度，通常都以心跳速率作為參考指標。一般健康人的最大心率為（220－年齡）的 70％～85％。但糖尿病人要根據自身的不同情況而定出不同的目標。年齡較大、體質較差者可以定在最大心跳的 50％。例如一位 60 歲糖尿病患者，其運動時最大心跳為 160 次（220－60），那麼，他理想的運動強度為每分鐘心跳 112～136 次（160×70％＝112；160×85％＝136）。如果這位患者平時很少運動，身體素質較差，他的運動強度應該是每分鐘心跳 80 次（160×50％＝80）。

◀**運動頻率**

糖尿病人參加體育活動貴在堅持，每週至少運動 3 次。因為運動次數太少，除了無法改善心臟功能和肺活量外，也不利於促進胰島素在體內的生理作用。因為胰島素對運動的感受性只能維持 2～3 天，所以，想由運動改善血糖，每週至少運動 3～4 次才有效果。

◀**運動時間**

運動時間和運動強度密切相關。專家建議每次運動應在 30～40 分鐘左右，其間包括 5～10 分鐘的準備活動，20 分鐘以上的身體訓練，5～10 分鐘的放鬆活動。

準備活動和放鬆活動是必須的，其目的是使身體逐漸適應運動和靜止狀況，避免骨骼、韌帶、肌肉受傷和使內臟器官恢復正常狀態。

◀**如果糖尿病人發生下列情況時，必須停止體育運動**

（1）糖尿病患者患感冒、發燒、胃痛等疾病及身體較差、血糖波動大時，最好不參加體育運動。糖尿病人患開放性肺結核期間更不宜運動。

（2）對於患有冠心病的糖尿病患者，運動易引發心絞痛、心肌梗塞、心律不整等。在心肌梗塞發病 6 週內及心力衰竭患者，最好不要運動。

（3）患有嚴重腎臟併發症的糖尿病患者要停止體育運動。因為尿毒症病人通常對於運動的承受性較差。如果腎臟病變輕微，適度運動則不會影響腎臟病變的進程。

（4）當血糖控制不佳或發生酮酸中毒時，要停止運動。因為當空腹血糖超過 250 毫克 / 100 毫升時，患者體內

的胰島素已處於相對不足情況，如果再做運動，會抑制胰島素的分泌，使之更加缺乏，容易發生酮酸中毒。血糖過高或過低均不能從事運動。如果空腹血糖低於 100 毫克/100 毫升時，從事運動會使血糖更低，容易發生低血糖症狀。

（5）有起坐性低血壓的糖尿病患者，若進行姿勢變化較大的運動，易發生心律不整或昏迷。

◀糖尿病患者在運動時必須注意事項

（1）運動前要攜帶方糖或餅乾，以備低血糖發作時食用。運動時如發生胸悶、心悸、出冷汗、呼吸急促、臉色蒼白、頭暈等，應立即停止運動，吃些方糖或餅乾。如仍無法緩解，應馬上就醫。

（2）接受胰島素治療的患者，運動時間不要安排在晚上及胰島素作用最強的時間進行，注射的部位要避開活動量大的肢體部位，以防吸收過快而發生低血糖。

（3）運動時如果流汗，要補充水分和電解質。夏天要隨身攜帶水壺，及時喝水。液體大量流失會使血液黏稠度增加，容易發生心血管疾病。

（4）運動時間過長或運動量過大，要補充點心。人在中等強度運動每分鐘需要 1.25 克的葡萄糖，如果運動時間超過半小時，就需要補充 30～40 克的碳水化合物，以免發生低血糖。

總之，科學合理地安排體育運動，有助於糖尿病的控制與治療。

2 骨盆運動治老年尿頻症

☞ 作　用

老年婦女由於機體的逐漸衰退，膀胱和尿道也會出現退行性變化，膀胱彈性變差，容量下降，因而排尿次數增多；體內雌激素水準降低導致慢性尿道炎，與膀胱頸部梗塞同時存在。

據報導，有60%的老年婦女有尿頻病，50歲以上的男性有60%易發生前列腺增生症。擠壓尿路引起梗塞，膀胱內殘留尿增加，造成排尿頻繁。

☞ 方　法

鍛鍊是本病的「良藥」。堅持做健身操、快步走、打太極拳，戒煙酒，養成有規律的排尿習慣；注意合理營養，少吃刺激性食物，防止受寒感冒，預防泌尿系統感染，定期到醫院檢查。

一般尿頻症勿需針藥治療，可採用骨盆運動法，在床上仰臥，將雙膝盡可能貼近胸部，借吸氣把肛門上提，自覺會陰部肌肉在收縮，每日可在睡前和起床前做4次，每次至少3分鐘，堅持鍛鍊半年以上見效，1年後可不藥而癒。

3 自我按摩治療尿失禁

☞ 作　用

治尿失禁。

☞方　法

◀按摩下腹部

患者取仰臥位，雙手掌疊加置於下腹部中央，按順時針方向按摩下腹部 5 分鐘，以下腹部有微熱感為宜。每日 1～2 次。

◀按摩恥骨下緣

患者取仰臥位，雙手食、中指置於恥骨聯合上緣，沿恥骨上緣向雙側推摩，每次推拿 5 分鐘，以有微熱感為宜，每日 1～2 次。

◀點按中極

以右手拇指抵住中極（位於臍下 4 寸），微用力揉按 5 分鐘，以穴位有酸脹感為宜，每日 1～2 次。

◀點按利尿穴

用雙手大拇指按壓利尿穴（神厥穴與恥骨聯合上緣連線的中點），壓力逐漸加大，持續 5～15 分鐘，每日 1～2 次。

◀點按阿是穴

用右手大拇指在下腹部尋找 2～3 個阿是穴，用指尖抵住穴位，微力揉按 5 分鐘，以穴位有酸脹感為宜，每日 1～2 次。

上述方法，每天可選擇兩種進行按摩，堅持持久，可收到良效。

4 手部按摩自療遺精

☞ 作　用

治療遺精。

☞ 方　法

對腎穴（位於掌側小指第二指節橫紋中央處，靠指尖處）、命門（位於掌側小指第一節橫紋中央處）和肝穴（位於掌側無名指第一節橫紋中央處）進行輕柔地壓揉。以上各穴壓揉各 50 次。

按壓生殖區（位於小指根部向腕方一橫拇指幅寬）約 50 次。

按摩前列腺反射區（位於腕背橫紋橈側端凹陷處）和睪丸反射區（位於腕背橫紋尺側端凹陷處）各約 20 次。

最後再輕揉腎反射區（位於手掌中央部位）至發熱。

5 增強雄風的性體操

☞ 作　用

一些性無能是可以透過用做愛姿勢的變化來補救的。性器官與骨盆肌肉在性滿足中也起一定的重要作用。一些性疾病是由於某些肌肉發育不全所致。用性器官與骨盆肌肉的體操練習可以保持性功效。這裏僅就具有一定療效的男性功能的行為訓練做粗略介紹。

☞方　法

◀刺激激素腺體的體操

其中有倒立、肩肘支撐倒立、下腰、向後彎腰、分開大腿內側等姿勢練習。

這些動作刺激腦下垂體和腎上腺，使其分泌旺盛，肥胖、陰毛稀少之所以缺乏性能力，大都因為這種激素分泌不足所致。

◀運動腰、腹部體操

可以做各種各樣的收緊腰肌練習（注意速度要慢一些），做轉腰運動，晃腰運動，做背椎，腰背的波浪運動。經常做這種運動可以使肌肉更有彈性，從而減少男子性過程中的疲乏感，有助於延長時間。

此外，它還可以加大男子的抽動幅度，因而能有效地增強性快感。

◀併緊腳尖，使力入腳尖

可以做負重提腳後跟的練習，要特別強化對腳趾鍛鍊。強壯腿腳力量是增強性功能的必要條件。在 X 型腿和 O型腿患者中，性能力弱者居多。

有關學者在婚戀諮詢過程中亦發現：性弱能者往往習慣於足跟行走。因此改變這種習慣，使行走中前腿掌用上力很有必要。

◀骨盆肌肉鍛鍊

這種方法就是男子整個下部包括肛門、會陰、陰囊、陰莖、下腹部的主動收縮，放鬆和交替練習。它可以直接加強陰莖勃起肌、射精肌的力量，一般每日可鍛鍊二三百

次，可以分開進行，剛開始時收縮不要過快，堅持幾週，就會收到明顯效果。

◀冷、熱水交替刺激

這種方法是古老的做法，但卻很有效。一般說來，男人的性能力可以從他陰莖勃起時充血的顏色上看出來，即紫黑色功能較好。

由冷、熱水交替刺激，陰莖充血可以明顯改善。

6 前列腺增生症的運動療法

☞作　用

減輕前列腺增生症狀。

☞方　法

對於輕度前列腺增生症可以採用以下的運動療法：

◀縮肛法

有規律的收縮肛門，有如對前列腺施行很好的按摩，可以促進會陰部的靜脈血液回流，使前列腺充血減輕，炎症消退。每天臨睡前以及早晨起床的時候，躺在床上各縮肛 50 次，縮肛必須要用力，過後最好馬上排尿。

◀推拿按摩法

以食指、中指按摩肚臍下 1.5 寸、2 寸及 4 寸三個部位各 1 分鐘。以掌斜擦兩側腹部 10～20 次。以掌橫擦胸上部，以熱為度。以掌橫擦骶尾部（肛門向上一掌寬部位）以熱為度。雙手掌夾持兩側胸肋同時搓動，並向下移至腰部，反覆操作 1～3 分鐘。

以單掌按在臍與恥骨聯合連線終點處，用掌根向恥骨連合部按壓，逐漸增加壓力且可配合震顫手法，如操作正確，小便可自行排出。

7 強腎保健操

☞作　用

腎虛是一個中醫概念。腎虛者，包括腎氣虛、腎陰虛、腎陽虛等。施行下列運動來糾正腎虛狀態，是一種值得提倡而切實可行的措施。

☞方　法

◀太極拳

太極拳是以腰部為樞紐的一項緩慢運動，非常適合體質有些虛弱的中老年人鍛鍊。

◀自我按摩腰部

兩手掌對搓至手心熱後，分別放至腰部，手掌向皮膚，上下按摩腰部，至有熱感為止。

◀刺激腳心

兩手對掌搓熱後，以左手擦右腳心，以右手擦左腳心。

◀強腎操

①兩足平行，足距同肩寬。目視鼻端。兩臂自然下垂，兩掌貼於褲縫，手指自然張開。腳跟提起，連續呼吸9次不落地。

②再吸氣，慢慢曲膝下蹲，兩手背逐漸轉前，虎口對

腳踝。手接近地面時，稍用力握成拳（有抓物之意），吸足氣。

③憋氣，身體逐漸起立，兩手下垂，逐漸握緊。

④呼氣，身體立正，兩臂外撐，拳心向前，兩肘從兩側擠壓軟肋，同時身體和腳跟部用力上提，並提肛，呼淨。以上程式可連續做多次。

8 益腎按摩法

☞ 作用與方法

◀摩擦雙耳

晨起時，用指尖或羅紋面對雙側耳廓等耳部位輕輕地做環形摩擦，或點壓揉按，以局部微脹痛有熱感為度。

此法具有調和陰陽、疏通氣血、健腎固精之效。

◀攀足固腎

取仰臥位，雙手自然放於兩側，然後手臂前伸，上身抬起，兩手搬足心湧泉穴處，腳用力蹬直，手與腳用力相反，鬆手後使身體恢復原狀。如此反覆 10 次，或根據能力而決定次數。

本法具有強壯腰膝，補腎固精之效。

◀摩擊腎府

雙手掌放於同側腰部，從上向下往返摩擦約 2 分鐘，以深部有微熱為度。爾後雙手握拳，用手背面交替叩打腰部，力度適中，每側 100 次。

具有健腎壯腰益精，疏通經絡的作用。

◀摩擦下腹

臨睡前，將一隻手放在臍下恥骨上小腹部位，另一隻手放在腰上，然後一面按住腰，一面用手在下腹部由右向左慢慢摩擦，以自覺腹部溫熱感為度。

◀按摩腿根

臨睡前，將兩手放於兩側腹股溝（大腿根）處，以掌沿斜方向輕輕按摩 36 次，可每週按摩 1 次，對增強性慾，提高精力有一定作用。

◀摩揉睪丸

將雙手揉熱，先用右手握住兩睪丸，使右側睪丸位於手掌心，左側睪丸位於拇指、食指及中指羅紋面上，然後輕輕揉動，向右轉 30～50 次，再左轉 30～50 次，以略有酸脹感而無痛為度，此法又名「兜腎功」，為歷代養生家所推崇。

八、婦科疾病運動處方

1 生殖保健操

☞作　用

經常運動以下部位：胸部、腹部、腰背部、臀部、大腿內側、會陰區和肛門，可改善性功能。這是因為人體性感區和生殖器官部位的肌肉也需要運動。

下面介紹幾種簡單易行的方法。

☞方　法

◀腰部運動

（1）前彎運動：

站式，兩臂上舉伸直，向前彎腰 90 度左右，然後軀幹直立。反覆練習，量力而行。

（2）轉體運動：

站式，兩臂同時側平舉；左腳向左橫跨一步，軀幹向左側彎腰，同時右手拍左下肢後恢復直立姿勢。再重複向右跨步、彎腰等動作。如此反覆練習，量力而行。

（3）旋體運動：

站式，兩手握空拳，上舉過頭。同時左腳向左橫跨一步，軀幹向前、向左、向後、向右緩慢旋轉 360 度後恢復立姿。再如法逆向緩慢旋轉 360 度，反覆練習，量力而行。

◀壓腿運動

將一條腿上抬在一個能支撐體重的地方如欄杆。另一條腿站立。然後上肢、軀幹向下彎曲壓腿。兩腿輪番練習，量力而行。

◀擺腿運動

兩手緊握欄杆，左腿站穩右腿在身前作 180 度橫向擺動多次。再換左腿如法擺動。也可兩腿前後擺動輪換練習，量力而行。

◀拍打下腹部

下腹部相當於骨盆處，有中醫經絡關元、氣海等重要穴位，兩手交替反覆拍打 120 次。

2 女士消腫按摩操

☞ 作　用

有些女孩子偶爾會因睡眠不足、情緒不佳及疲勞等諸因素的影響，機體可能出現暫時的浮腫現象，但數日後會自行消退。肌膚的浮腫是組織血管外的水分聚集所致。水分累積多了，不久便會引發身體的異常反應。總之，浮腫既影響容貌和體態美，又有可能因不及時治療，造成全身不適。因此，日本保健醫師提醒女士，通常人的疲憊是從週三或週四開始的，皮膚的浮腫很有可能伴隨而來，故週二開始做些預防浮腫的操，這樣可放鬆肌肉的緊張度，刺激末梢神經，促進血液及淋巴液的有效流動。

一定要記住：萬一出現浮腫現象，應該當天就做操，將水分「外排」，這點是很重要的。

☞ 方　法

（1）伸展上臂：

坐在椅子上，踮起腳尖，雙手向前伸直，然後，拇指緊緊地握在拳頭裏，再用力打開拳頭，這一動作反覆 20 次左右。

（2）用腳跟擊打腳底：

人坐在椅子上，雙手分別抓住椅子兩端，先用右腳的腳跟去按摩左腳底，然後再「咚咚」地擊打，力度可慢慢加大。注意雙腳不可踩在地上必須騰空進行。左腳也一樣進行。雙腳各做 5 分鐘。

（3）入浴缸泡身體：

泡身體是預防浮腫的有效方法，因為末梢血管擴張，血液流動加速，不易使血管周圍的水分滯留，因此可消除浮腫症狀。浴缸的水溫為 30 度左右，浸泡 30 分鐘為宜。

（4）改善末梢循環：

雙腳離心臟距離最遠，有時會造成末梢循環不良。因此，人在休息的時候，儘量抬高雙腳，即在雙腳下墊些類似枕頭樣的東西，促進腳部循環血液回流到心臟。

（5）按摩雙足：

先將右腳架在左腿上，然後用雙手對各腳趾、足底、指甲進行適當的抓捏、按揉、叩擊等由輕而重的按摩。左腳的動作同右。

（6）轉動踝關節：

坐在椅子上，先將左腳放在右腿上，然後雙手輕輕旋踝關節，約 5 分鐘。右腳同左腳。

（7）按摩腳背部：

彎曲食指及中指的第二關節，使它們形成「鉗子」形狀，隨後，在腳趾之間的凹陷部來回地按摩，順序是從腳拇趾開始到小拇趾結束，來回做 10 分鐘。左右腳背的動作相同。

（8）對有關穴位做指壓：

①腎俞穴：這一穴位被認為是活化生命能源的穴位。位置：左右腰骨線與背骨線的交叉點起，從背骨突起的上一個脊椎的地方，向左右外側各二指處。此穴可用自己的左右手的大拇指向下壓，約 5 分鐘。

②水分穴：這是有利於利尿的穴位。位置：肚臍正上

方約一指之上。此穴位用食指或中指進行壓迫，約 5 分鐘。

③湧泉穴：沸騰「生命之泉」的穴位，亦是恢復生命力及基礎體力的穴位。位置：曲腳趾時，腳底會產生「人」字形的皺折，其交差點稍向下即是。用拇指點壓其約 10 分鐘。

3 防治乳腺炎的按摩法

☞作 用

乳腺炎常見於哺乳期婦女，以初產婦多見，初起症狀為單側或雙側乳房部腫脹觸痛，可有硬結腫塊，排乳困難，或伴畏寒發燒，噁心煩渴，胸悶欲嘔，全身疼痛不適等。對此尚未成膿階段的治療，以按摩療法適宜有效。

☞方 法

◀推撫法

患者取坐或側臥位，充分暴露胸部。先在患側乳房上撒些滑石粉或塗上少許石蠟油，然後雙手全掌由乳房四周沿乳腺管輕輕向乳頭方向推撫 50～100 次。

◀揉壓法

以小魚際或大魚際著力於患部，在紅腫脹痛處施以輕揉手法，有硬塊的地方，反覆揉壓數次，直至腫塊揉軟為止。

◀揉、捏、拿法

以右手五指著力，抓起患側乳房部，施以揉捏手法，

一抓一鬆，反覆施術 10～15 次。左手輕輕將乳頭掀動數次，以擴張乳頭部的輸乳管。

◀振蕩法

以右手小魚際部著力，從乳房腫結處，沿乳根向乳頭方向作高速振蕩推趕，反覆 3～5 遍。局部出現有微熱感時，效果更佳。

按摩對乳腺炎初期有疏肝清胃，通乳散結之功，一般施術 1～2 次即癒，經常選擇適當的手法按摩，乳汁不至淤積，可預防乳腺炎的發生；按摩前在患側乳房先做熱敷，療效更好。

另外，若初期失治，高熱不退，有持續搏動性疼痛，是已化膿的徵象。則禁止按摩，須及時去醫院治療。

4 捏脊療痛經

☞作　用

中醫認為經行腹痛多由於氣滯血瘀、寒濕凝滯、氣血虛弱等原因，致使胞中氣血運行不暢，而使經行失常，瘀滯不通，不通則痛。

捏脊對治療經行腹痛有很好的效果，它可起到通調氣血、止痛的作用。

☞方　法

（1）患者取俯臥位，操作者先用手掌根部在患者腰骶部輕搓，使皮膚發熱為佳。

（2）操作者自長強穴（尾骨尖的凹陷處）用雙手拇、

食二指將皮膚捏起，隨捏隨提隨放，逐步向前推進，捏至大椎穴（第一胸椎棘突之上與第七頸椎棘突之間的凹陷處）。在捏脊過程中可邊捏邊提，每捏一遍按揉第二骶後孔處約一分鐘，一般捏 7～10 次即可。

◀注意事項

①痛經多因虛寒所致，所以患者應注意平日保暖；

②經期不應過度情緒變化，暴怒憂鬱均不可取；

③捏脊法治療行經腹痛宜在月經前一週開始。

5 慢性盆腔炎的體育療法

☞作　用

慢性盆腔炎是許多婦女的常見病之一，多由急性盆腔炎治療不及時或治療不徹底而引起，也有個別的無急性炎症病史，一開始即表現為慢性過程。

其主要症狀是下腹疼痛，腰骶疼痛，白帶增多，月經不正常等。病情頑固，容易復發，而又沒有特效的藥物療法。據臨床醫師觀察，體育療法是治療慢性盆腔炎行之有效的方法，能夠增強神經、心血管、呼吸系統的功能，加強腹肌和骨盆底肌肉的活動，改善盆腔血液循環和淋巴液的循環，促使其炎症的消散，解除盆腔結締組織的粘連，使症狀早日好轉，其具體動作簡單易學，便於患者本人掌握練習。

☞ 方　法

（1）輕震骨盆：

俯臥在床上，兩手扶床，兩腿伸直，以兩腳尖為支撐點，先將臀部輕輕抬起，然後輕輕落在床上，如此反覆震動骨盆 30 下，每天早晚 2 次。

（2）兩腿屈伸：

仰臥床上，先將兩腿屈曲，用力壓擠下腹部，然後將腿伸直，如此反覆 30 下，以大腿根部感到酸沉為止，每天早晚 2 次。

（3）臀部運動：

仰臥床上，兩手放在體側扶住床，臀部輕輕抬起，先上下活動 20 下，再左右活動 20 下，每天早晚 2 次。

（4）提肛運動：

仰臥床上，兩腿屈曲，兩手放在體側，用力收縮肛門和陰道，每次 30 下，每天早晚 2 次。

（5）叉腰擺腿：

站在地上，兩手叉腰，左腿先抬起來前後左右擺動 30 下，再換右腿前後左右擺動 30 下，兩腿交替進行，先幅度小再幅度大，先慢後快，每天早晚 2 次。

（6）捶打腰骶：

站在地上，兩腳同肩寬，胸部挺起，兩手握拳輕輕捶打腰骶部，每次 50 下，每天 2 次。

（7）交腿下蹲：

站在地上，兩條腿互相交叉，臀部儘量向下蹲，蹲下後停幾秒鐘再站起來，然後再往下蹲，如此反覆 30 下，每

天早晚 2 次。

（8）扭轉臀部：

站在地上，兩腿叉開，兩腳站穩不動，兩腿用力蹬直，臀部先向左扭、後向右扭，左右各扭轉 30 下，每天早晚 2 次。

6 乳腺癌根治術後的康復運動處方

☞ 作 用

乳腺癌是女性最常見的惡性腫瘤之一。目前採用各種根治性手術為主的綜合治療，仍是最有效的方法。但手術的創傷往往破壞了正常的血液和淋巴循環，使不少患者在術後出現肩部僵硬、上肢功能障礙，部分病人還有肢體水腫，嚴重者可能終身殘廢。為使患側上肢功能最大限度地得到恢復，患者術後可進行坐姿與立姿共八節的功能康復操訓練。

經過有計畫按步驟的功能康復操鍛鍊，可避免和減輕術後瘢痕攣縮及淋巴回流障礙，改善患側關節可活動範圍，提高患者生活品質。

☞ 方 法

功能操包括術後在床期坐姿練習的頭頸運動、肩腰運動、腕肘運動、伸展運動四節；下床期立姿練習的胸部運動、體側運動、抬高運動、整理運動四節共八節。以上鍛鍊均在優美的音樂節拍中進行，每日 2～3 次，每次 30 分鐘。根據每人不同情況，各練習內容可適當推遲或稍提

前，可採取集體整套練與個人單節反覆練習相結合，以提高療效。

在鍛鍊中，要按照體育訓練的規律，做到動靜結合，快慢有序，由易到難，動作舒展。其具體練習如下：

◀第一節　頭頸運動（4×8）

【準備姿勢】：坐在椅子或凳子上，兩腿自然分開，兩手自然放在膝蓋上，軀幹挺直，兩眼正視前方，開始靜聽音樂前奏。

第一個八拍：①緩緩低頭，下頦儘量接觸胸部；②還原正視；③頭部緩緩後仰，眼視後上方；④還原正視；⑤～⑧同①～④。

第二個八拍：①頭緩緩左側屈；②還原正視；③頭緩緩右側屈；④還原正視；⑤～⑧同①～④。

第三個八拍：①～④頭部從左向右順時針緩緩旋轉一周，⑤～⑧同①～④，第八拍還原正視。

第四個八拍同第三個八拍，方向相反。

◀第二節　肩腰運動（4×8）

【準備姿勢】：同第一節。

第一個八拍：①雙肩上聳；②還原；③同①；④同②；⑤左肩上聳；⑥還原；⑦右肩上聳；⑧還原。

第二個八拍：重複第一個八拍一遍。

第三個八拍：①雙手叉腰；②上身左轉90度；③還原成①；④還原成準備姿勢；⑤～⑧同①～④，方向相反。

第四個八拍：重複第三個八拍一遍。

◀第三節　腕肘運動（2×8）

【準備姿勢】：坐在椅子或凳子上，兩腿自然分開，

軀幹挺直，兩手胸前勾拳。

第一個八拍：①兩手拳變掌同時翻掌向前推出；②還原成準備姿勢；③同①；④同②；⑤翻掌，左手向左側前方推出眼看左掌，右手托耳；⑥還原成準備姿勢；⑦同⑥，方向相反。⑧還原成準備姿勢。

第二個八拍：重複第一個八拍一遍。

◀第四節　伸展運動（2×8）

【準備姿勢】：同第一節。

第一個八拍：①兩手胸前十指交叉；②兩手緩慢上舉並向上翻掌；③手向兩側打開，手心向上；④兩手下落成側平舉手心向下，並回到準備姿勢；⑤～⑧同①～④。

第二個八拍：重複第一個八拍一遍。

◀第五節　胸腰運動

【準備姿勢】：身體直立，併腿雙手扶窗臺或把手，眼平視。

第一個八拍：①～④低頭含胸，屈膝，緩慢呼氣；⑤～⑧身體做向波浪深呼吸，同時由膝—髖—腰至挺胸抬頭提踵。

第二、三、四個八拍同第一個八拍。

◀第六節　體側運動（4×8）

【準備姿勢】：身體側立，單手扶支撐物，兩腿自然分開。

第一個八拍：①～⑧左手叉腰，身體向左側反彈4次。

第二個八拍：①～⑧左臂上舉，身體向右側反彈4次。

第三個八拍同第一個八拍，第四個八拍同第二個八拍，方向相反。

◀第七節　摸高運動（4×8）

【準備姿勢】：身體面對牆站立，兩手體前屈肘扶牆。

第一個八拍：①～⑧患臂逐漸上爬，至最高點時提踵。

第二個八拍：①～⑧患臂順牆下滑至準備姿勢。

第三個八拍同第一個八拍。第四個八拍同第二個八拍。

◀第八節　整理運動（4×8）

【準備姿勢】：身體離開支撐物，直立併腿，眼平視。

第一個八拍：①兩臂側舉，左腿向前屈膝抬起45度；②左腿還原，兩手體前交叉；③同①，右腿屈膝45度；④右腿還原，兩手體前交叉；⑤兩臂側舉，左腿側踢45度；⑥左腿還原，兩手體前交叉；⑦同⑤，右腿側踢45度；⑧還原成準備姿勢。

第二至四個八拍同第一個八拍。

九、防衰老運動處方

1 防衰鍛鍊法

☞ 作　用

防止衰老。

☞ 方　法

通常來講，人的衰老最突出表現在脊柱和關節發生退行性變形，增生或萎縮，從而出現駝背、關節不靈活、步態不穩等老態和病態。預防衰老有三法：

（1）前後彎腰：

雙腳後跟離牆 30 公分，向前彎腰手指著地，向後彎腰到頭頂貼牆。

（2）左右旋轉：

腳後跟相距 30 公分叉腿站立，雙臂外展平行，腰左右旋轉 90 度。

（3）左右側彎：

一手叉腰、一手上舉、上臂貼耳向一側彎腰，上舉手指與對側肘關節呈垂直線，左右交替練習。

以上三法，每天早晚各做 1 次，每節動作反覆做 5 次。此外，還可由其他適宜的運動，使年高而不衰老。

2 常練關節防衰老

☞作 用

現代人生活中的運動幅度和運動量遠遠不能滿足關節的要求，這容易造成關節的過早老化，人也容易隨著關節的老化而早衰，下面介紹一組鍛鍊方法，能延緩關節衰老：

☞方 法

（1）坐位或倚物而立，一腿抬起，前後左右轉動腳掌，兩腿交替進行。

（2）用力屈伸手指，速度由慢逐漸加快，可左右手交替或雙手同時進行。

（3）輪流舉臂或同時抬舉雙臂，臂部儘量伸直。

（4）仰臥或俯臥伸軀，仰臥時腰部儘量上抬。

（5）前後左右轉動頭部，幅度儘量增大。

（6）雙臂平舉，做下蹲和起立動作。

（7）左右腿交替做踢腿動作，踢腿時儘量繃直上抬。

（8）向左、向右、向前屈體。

上述動作每次做 10～15 分鐘。

3 閉目靜坐可延年

☞ 作　用

延年益壽。

☞ 方　法

（1）人到老年，睡眠也相應地減少，特別是患有支氣管炎的老年人，到晚間睡覺時，突然使肌體各氣管靜止平衡不易，所以，每日睡覺前在床上靜坐閉目養神1～2小時，可使肌體各器官平衡地運動，還可抑制咳嗽，同時可達到延年益壽之目的。

（2）靜坐閉目養神可抑制惡夢、邪夢，使大腦得到相應的休息，同樣可達到睡覺之目的。次日精神同樣可佳，也達到延年益壽之目的。

（3）早晨老年人往往醒得早，醒後好咳嗽，最好在晚間備好開水、芝麻油或蜂蜜，滴少量於開水中喝下，可潤喉而抑制咳嗽，再靜坐閉目養神半小時至一小時，達到延年益壽之目的。

（4）每日早晚靜坐閉目，蓄精養神，可保精神充沛，走動方便，說話口齒清楚，身體健康。

4 練舌可防衰老葆青春

☞作 用

中醫學認為，人舌與臟腑有密切聯繫，經常練舌，可以延年益壽。

☞方 法

這裏介紹幾種練舌的方法：

◀舌抵上腭

打坐時閉目靜心，舌舔上腭，舌端津液頻生，滿口後分三次嚥下，直送下丹田。久用此法，五臟邪火不炎，氣血通暢，有益壽之功。

◀赤龍搞海

用舌在口內側齒齦舔摩，自左至右，由上至下為序，轉9圈。然後再在牙齦外側用舌摩9圈，順序同上，久用此法可以固齒，健脾胃，輕身祛病。

◀玉液還丹

口唇輕閉，舌在舌根的帶動下，在口內前後蠕動。當津液生後，要鼓漱有聲，共33次，津液滿口後，分3次咽下，並用意念送入丹田。久用此法，津液灌漑五臟，潤澤肢體，身輕體健，步履輕捷，百病皆除。

◀赤龍吐信

把口張大，舌尖向前儘量伸出，在舌不能再伸長時把舌縮回口中，此法可利五臟，回春駐顏，並對緩解臉部神經麻木有效。

5 揉腹養生延年益壽

☞ 作　用

　　揉腹養生是一種比較適合老年朋友們使用的自我保健方法，這種養生法在我國已經有幾千年的歷史了。

　　中國醫學認為：揉腹可以促使胃、腸、腹壁肌肉強健，增強消化液的分泌以及腸胃的蠕動能力，促進血液循環，以利於食物的消化和營養的吸收，從而達到強身健體，延年益壽的目的。

☞ 方　法

　　揉腹養生一般宜選擇在夜間入睡前和早晨起床前進行，其揉法簡便易行，應取仰臥位，以右手掌按順時針運轉方向繞肚臍揉腹，先從肚臍眼開始轉圈兒，一圈接一圈逐步擴大，直至揉遍全腹，揉時要用力適度，次數可多可少，數十遍之後，又換左手以相反的運轉方向，再揉數十遍。關鍵在於長年累月不間斷，天天堅持揉腹，持之以恆，方能收到奇效。

　　實踐證明，堅持天天揉腹，不僅可以養生，有助於延年益壽，而且對各種疾病諸如高血壓、肺心病、冠心病、糖尿病以及腎炎病等患者，均可以收到良好的輔助治療效果。

　　需要注意的是：揉腹之前必須排空小便。此外，在吃得過飽或過度饑餓的情況下不宜揉腹。若遇胃、腸穿孔，腹部有急性炎症及惡性腫瘤患者，更不宜揉腹。

6 防人體老化操

☞作　用

這一套體操包括三個組成部分：深呼吸；肌肉與關節的屈伸、轉動及叩打肌肉的活動；以正確姿勢進行的活動。

施行這些活動，可以防止人體老化，故稱「防止人體老化體操」。每天早晨起床後、睡覺前以及工作間歇堅持做這套操。

☞方　法

（1）深呼吸：

兩手由體前向上舉，同時深吸氣。然後由兩側放下，同時呼氣。重複兩次，呼、吸氣要緩慢進行。

（2）伸展：

兩手手指交叉握，向頭上高舉，掌心向上，背部儘量伸展，重複數次。

（3）高抬腿踏步：

大腿高抬，兩臂前後大揮擺，同時踏步數十次。

（4）手腕轉動：

兩手半握拳屈至胸前，向內、外轉動各4次，重複兩遍。

（5）手腕擺動：

兩手自然微動，手腕放鬆，上下擺動8次。

（6）擴胸：

兩腳稍開立，兩臂由前向上舉至肩平，向兩側屈，同時用力擴胸。然後放鬆，使身體恢復至原站立姿勢，重複做4～8次。

（7）體轉：

兩腳開立，手臂向外伸展，身體向外側轉，左右交替，反覆進行。

（8）體側：

兩腳開立，左手叉腰，右手由體側向上擺動，身體向左側屈2次，左右交替反覆進行。

（9）叩腰：

兩腳併攏，身體稍前傾，兩手叩打腰部肌肉數十次。

（10）體前後屈：

雙足開立，體前屈，手心觸地面，還原至開始姿勢，再將手置於腰處，向後屈，反覆進行4～8次。

（11）體繞環：

雙足開立，從身體前屈的姿勢開始，大幅度向左、後、右做繞環動作，接著向相反方向繞環，重複4次。

（12）臂揮擺、腿屈伸運動：

兩腳併攏，兩臂向前、向上擺，同時起踵，再向下向後擺同時下蹲，重複4～8次。

（13）膝屈伸：

兩腳微開立，兩手臂於膝部，屈膝下蹲，然後還原至開始姿勢，重複4次。

（14）轉肩：

坐於凳上，兩肘微屈，由前向後，由後向前各繞4

次，繞動時轉動雙肩，重複 4 次。

（15）上、下聳肩：

兩腳開立，或坐於凳上，兩臂自然下垂，用力向上聳肩，再放鬆下垂，反覆若干次。

（16）轉頭部：

兩腳開立，叉腰，頭部從左向右，再從右向左各繞幾次。

（17）叩肩、叩頸：

左（左）手半握拳，扣左（右）肩 8 次，重複兩遍。然後，手張開，用手掌外側叩頸部，各 8 次。

（18）上體屈伸：

兩膝跪立，上體向後屈，然後身體向前屈將背縮成圓形，同時呼氣，臀坐在腳上。重複 4 次。

（19）腿屈伸：

坐在地上，兩腿伸直，兩臂於體後支撐，兩腿交替屈伸，重複 4～8 次。

（20）俯臥、放鬆：

如此休息幾分鐘。

（21）腹式呼吸：

仰臥，兩腿伸直，使橫膈膜與腹肌同時運動，進行深呼吸，然後用手壓腹部進行呼氣。

【說明】：以上 21 個動作，最好每天早晚各做一遍，重複次數的多少，視各人的體力而定。在你工間休息或工作疲勞時，不妨選擇其中的幾個動作進行練習。以上動作如配合以慢跑，在慢跑以前進行，則對身體更有好處。

7 常做手指運動可防老年癡呆

☞作　用

醫學保健專家認為：經常活動手指關節或刺激手掌有助於預防老年癡呆症的發生。原因是這樣可以促進大腦血液循環功能，減緩大腦機能的衰退。

☞方　法

具體做法：①每天早上將小指向內折彎，再向後撥，反覆作屈伸運動 10 次；②用拇指及食指抓住小指基部正中，早晚揉捏刺激這個穴位 10 次；③將小指按壓在桌面上，反覆用手或其他物刺激之；④兩手十指交叉，用力相握，然後突然猛力拉開，給予肌肉必要的刺激；⑤刺激手掌中央（手心），即從中指根至手腕的橫紋正中引上條線，刺激其正中點，每次捏掐 20 次，既有助於血液循環又對安定自律神經有效；⑥經常揉擦中指尖端，每次 3 分鐘，這對大腦的血行很有好處。

上述方法可以交替使用，每天選用 2～3 種。同時，要儘量利用各種機會活動手指，比如：當乘車緊握欄杆或用手緊緊抓住吊環時，利用車子的振動一緊一鬆來刺激手掌；在閑坐時用手指不停拍擊椅子把手；看電視時左右手交換緊握手力膠或健身球等等，只要能活動手指或刺激手掌的方式不妨都好好利用一下。

8 其他抗衰老運動處方

☞作　用

抗衰老。

☞方　法

◀廣播體操

在音樂聲中鍛鍊軀體的柔軟性，每天 15～20 分鐘。

◀1200 公尺的步行

可以培養持久力和增強肌力。每週進行一次，要求 10 分鐘之內走完 1200 公尺。但對於關節炎患者、腦血管意外後遺症的人以及高血壓患者則不必限制時間，但脈搏不要超過每分鐘 100 次。

◀排球運動

排球要軟一些，可以鍛鍊瞬間反應力，每天 15～20 分鐘。

◀肌肉、關節的屈伸運動

施行肌肉、關節的屈伸運動、扭轉，可以防止肌肉萎縮、關節僵硬、攣縮、鍛鍊敏捷性和適應性。每週進行一次，每次 1 小時。任何方式都可以，如擴胸、伸展、轉體運動等。

◀傳球運動

須 3 人以上，由慢漸快地傳球，可以鍛鍊對付外界事物的反應能力，要求每日 10～15 分鐘。

第四篇
健身運動處方

一、常用健身運動處方

1 嬰兒運動處方

☞作　用

　　醫學專家告訴我們，體育活動是孩子成長的一種重要生理刺激，是系統地激發活動感受分析器的有效方法。大腦支配著各種複雜活動，各種活動反過來又促使大腦產生相應的條件反射，收到互助互惠的效果。

　　從嬰幼兒期進行體育活動，不僅有助於增強體質，而且還能促進其智力發育。

☞方　法

◀動作能力鍛鍊

　　出生 2～3 週內的小寶寶，除給予溫水浴、體表按摩外，應多刺激他的手心和腳心，促使其多做抓握動作和多活動腳趾與膝關節。

　　3～5 週後，可讓嬰兒趴硬床，將兩隻胳膊彎起來放在胸下，累了就給他翻身。

　　2 個月左右，孩子會在俯臥位抬頭，3 個月以後也可在仰臥位抬頭。此階段的體育活動應以抬頭訓練為主。

　　4～5 個月時，嬰兒已具有初步的翻身能力，先會由仰臥翻向俯臥，然後會從俯臥翻向仰臥。此時父母應讓其多「翻身」。方法是在床上用被褥設置一個高低斜坡，讓孩

子練習自高處向低處翻滾。

7～8 個月的嬰兒已能爬行，故應將爬行運動列為主要項目。爬行運動不僅有益於肌肉關節、手眼協調性以及心理等方面的發育，對腦功能也有一定的促進作用。據歐美專家調查，南美洲有一個極其落後的部落，學識素質之所以低劣，原因之一就是嬰兒缺乏爬行活動。

為鼓勵孩子多爬行，可在他的前面放置一件他最喜歡的玩具，待他爬近用手拿時，父母可將孩子玩具再往遠處放一點，直到他勞累時為止。

◀行走能力鍛鍊

嬰兒長到 8、9 個月時脊柱與雙下肢的支撐力增強，父母可扶其兩側腋窩部讓他站立並跳躍。

為給孩子學步打下基礎，應刺激孩子的腳心。對腳心的刺激不僅有助於足弓的形成，而且還可促進大腦神經細胞活躍，改善神經細胞之間的連接作用。

方法是撓其腳心，特別是不著地的部位，每次 1～2 分鐘，每天 4～5 次。

嬰兒學步應在足弓形成之後進行，切忌過早，否則欲速則不達，甚至可能造成扁平腳，留下後患。

◀協調能力鍛鍊

鍛鍊幼兒動作的協調能力方法很多，如學習演奏手風琴和鋼琴等樂器，學習繪畫、編織、折紙等。讓孩子多做動作平衡操，效果更佳。做法是：

（1）伸出右手做圓周運動，左手橫向保持水平，並大聲數「1—2，1—2……」。

（2）伸出右手做圓周運動，左手上下擺動 2 次。

（3）伸出右手做圓周運動，左手畫三角形 3 次。

（4）右手放頭頂上，左手放肚子上，手心向內。右手輕輕敲頭，同時左手順時針按摩肚子。

（5）雙手放胸前，胳膊肘彎曲，手心向下，一手做順時針轉動，另一隻手逆時針轉動。然後換手重做一遍。

2 兒童健美操

☞ 作　用

　　兒童健美操是培養結實健康孩子的有效途徑。不要可惜每天花上 15～20 分鐘。5～6 歲的孩子就可以開始做整套動作。早晨、飯後 1～2 小時或晚飯前，是做這套動作的最佳時間。在做操之前應先活動活動，讓韌帶和關節做好準備。每節動作重複 10 次。

☞ 方　法

◀準備動作

　　（1）直立，雙手貼身體，握拳。抬雙手，用力抵雙肩。放下雙手，鬆開手掌（圖 4-1）。

　　（2）直立，雙手前伸，握拳。雙手做圓周運動，先順時針，後逆時針（圖 4-2）。

　　（3）直立，雙手伸向兩側，胳膊肘彎曲。胳膊肘的先順時針後逆時針做圓周運動，帶動整個雙手得到活動（圖4-3）。

　　（4）直立，雙手抵肩，胳膊肘前後圓周運動（圖 4-4）。

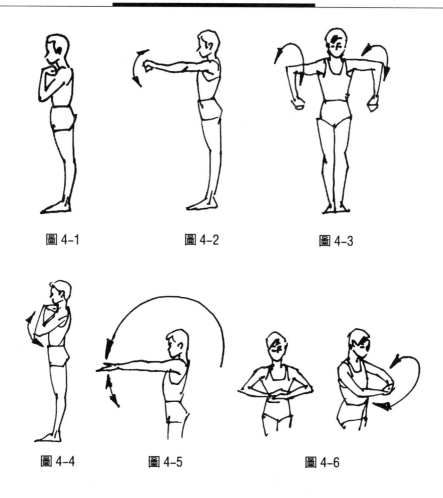

圖 4-1　　　　　　　圖 4-2　　　　　　　圖 4-3

圖 4-4　　　　　圖 4-5　　　　　　　圖 4-6

（5）直立，雙手向前伸直，前後大圓周運動（圖 4-5）。

（6）直立，雙手十指交叉合攏於胸前，手心朝外，合攏的雙手先右後左圓周運動（圖 4-6）。

◀肋木運動

最好在父母的保護下進行，以防跌傷。開始時每節動

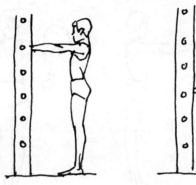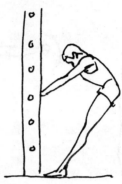

圖 4-7

作重複 2 次，逐步增加到 4 次、8 次。

（1）臉對肋木離開 1～2 步，握橫木略低於肩，雙手順梯階逐級往下，彎腰前傾。然後，逐級往上，復原（圖 4-7）。

（2）右側身離肋木 1 步。右手握橫木，齊腰高低，左手握橫木過頭頂。向右側彎腰，手要直。換左側再做（圖 4-8）。

（3）站在第一階梯上，背對肋木，雙手緊握頭頂上的橫木，身體懸垂，腳尖朝向身體左右側轉動（圖 4-9）。

（4）站在第一階梯上，臉對肋木，雙手緊握頭頂上的橫木，身體懸垂。雙腿伸直，左右擺動。臀部儘量保持不動。這節動作強健兩側的肌肉（圖 4-10）。

（5）背貼肋木，雙手緊握頭頂上的橫木，身體懸垂，雙腳離開肋木，膝蓋彎曲，支持少許時間。鍛鍊腹肌（圖 4-11）。

（6）站在第一階梯上，臉對肋木，身體懸垂。雙腿伸直，離開肋木向後。有益背、腰和臀部的肌肉（圖 4-

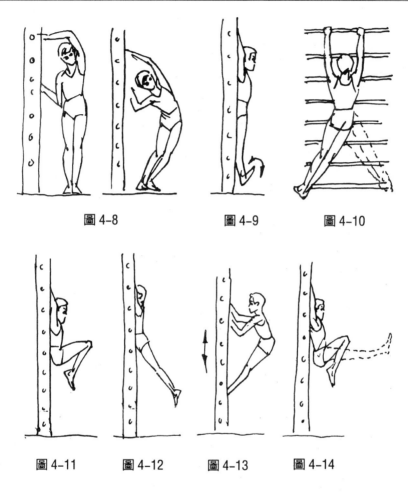

圖 4-8　　　　圖 4-9　　　　圖 4-10

圖 4-11　　圖 4-12　　圖 4-13　　圖 4-14

12）。

　　（7）站在第一階梯上，面對肋木，雙手緊握頭頂上的橫木。雙手順階梯逐級往下。雙腳站在第一階梯上不動。膝蓋不准彎曲。然後，逐級向上（圖 4-13）。

　　（8）站在第一階梯上，背貼肋木。身體懸垂，先彎曲雙腿，後朝前伸直。再彎曲雙腿，放下（圖 4-14）。

3 少男輕器械健身法

☞方　法

◀第一節　分腿站立（同肩寬），兩手正握壺鈴位於肩側（圖 4–15）

【動作】：①兩手向上推舉壺鈴，吸氣。②還原，呼氣。重複 10～16 次，做 3 組，間歇 10～15 秒。

◀第二節　仰臥在躺椅上（上體呈 45 度），兩手胸前握槓鈴（重量 15～20 公斤）（圖 4–16）

【動作】：①兩手向上推舉槓鈴，吸氣。②慢速還原，呼氣。重複 8 次，做 5 組，間歇 15～20 秒。

◀第三節　坐在椅上，兩手反握（掌心向內）槓鈴放在胸前（圖 4–17）

【動作】：①兩手握槓鈴向前平舉，呼氣。②～③向前重複平舉一次。④還原，吸氣。重複 5～8 次，做 3 組，

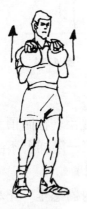

圖 4–15

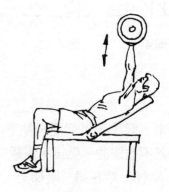

圖 4–16

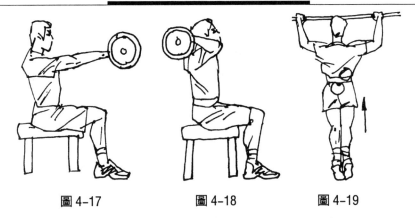

圖 4-17　　　　　　圖 4-18　　　　　　圖 4-19

間歇 10～15 秒。

◀第四節　坐姿同上，兩手頸後握槓鈴（圖 4-18）

【動作】：①兩手向上推舉槓鈴 25～30 公分，吸氣。②還原，呼氣。③直臂全力上舉槓鈴。④同②。5～8 次，做 2～3 組，間歇 10～15 秒。

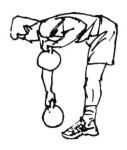

圖 4-20

◀第五節　兩手懸握單槓（寬於肩），背間繫紮啞鈴（重量 4～5 公斤）（圖 4-19）

【動作】：引體向上。重複 6～8 次，做 3 組。間歇 20～25 秒。

◀第六節　分腿站立，上體深前屈（與腿部成 90 度），兩手握壺鈴垂於體前

【動作】：①左臂屈肘上提壺鈴至肩部（圖 4-20）。②左臂下落，右手上舉壺鈴，兩臂上下交替提舉，呼吸均勻。重複 8～16 次，做 5 組，間歇 15～20 秒。

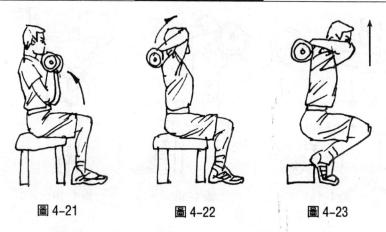

圖 4-21　　　　　圖 4-22　　　　　圖 4-23

◀第七節　坐在椅上，兩腿側分，兩手握啞鈴垂於體側

【動作】：①兩臂屈肘上舉至胸側（圖 4-21），吸氣。②還原，呼氣。③～④同①～②。重複 10～15 次，做 5 組，間歇 10～15 秒。

◀第八節　側向椅背正坐，兩腿併攏，兩手握鈴（圖 4-22）

【動作】：①兩手向上推舉壺鈴，深吸氣。②還原，呼氣。重複 8～16 次，做 5 組，間歇 15～20 秒。

◀第九節　併腿站立，腳跟放在木塊上，兩手頸後握槓鈴（圖 4-23）

【動作】：原地蹲立起。重複 5～6 組，做 2 組，間歇 10～15 秒。

◀第十節　併腿站立，前腳掌抵著木塊。兩手叉腰，腰後繫掛壺鈴（重量 8～10 公斤）（圖 4-24）

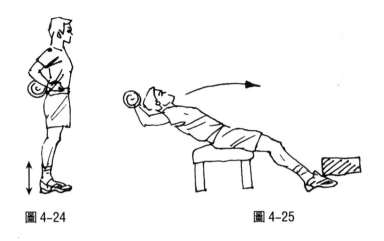

圖 4-24　　　　　　　　　　圖 4-25

【動作】：①提踵，靜止 2～3 秒，吸氣。②還原，呼氣。重複 20～25 次，做 3 組，間歇 10～15 秒。

◀第十一節　坐姿同第八節，兩腳抵住支撐物，兩手頭後握啞鈴。

【動作】：①上體慢速後仰 30～40 度（圖 4-25），呼氣。②仰起成坐姿，吸氣。③上體後仰 70～90 度。④同②。重複 15～20 次，做 3 組，間歇 15～20 秒。

4 使你挺拔的長高操

☞ 作　用

不少人認為，青少年長得高不高主要取決於營養，其實體育鍛鍊也是改變矮小身材的重要途徑，因為體育鍛鍊可使人體內分泌調節的重要器官———腦垂體分泌促使人體長高的激素增多。所以，欲長高的青少年不妨經常做做下面這套「長高操」。

☞ 方　法

（1）熱身運動：

活動四肢各關節，脊背保持平直，上體前傾，雙臂伸直用力向後上方揮動。

（2）走：

大幅度擺臂，有力地向前走。

（3）跑：

小步跑，同時雙拳放在肩上，雙臂屈肘面前旋轉；快速跑跳 25～50 公尺，重複 4～6 次，每次之後稍休息；下坡跑。

（4）抻拉：

雙臂上舉，然後向各個方向抻拉，同時踮起腳後跟，重複 6～8 次，中間稍休息。

（5）單槓練習：

懸垂（20 秒～1 分鐘），同時身體向右、向左轉動，雙腳併攏；身體向前、向後擺蕩；順時針或逆時針方向擺蕩；引體向上（女孩練習時可雙腳不離地）。

（6）跳躍式引體向上：

下蹲，脊背保持平直，向上跳起，抓住單槓，並利用跳躍的慣性做引體向上（單槓的高度和雙手的握距因人而異）。每次至少重複 6～8 次。

（7）跳躍：

向上跳，逐漸增高，或達到一既定高度；從稍高的地方向下跳；下蹲跳起。做 30～60 個不同姿勢的跳躍，雙腳用力蹬地。可選擇練習，但一開始就要按規定數量做，逐

漸加大運動量。

每節操做完後應稍事休息一下，使呼吸平穩，四肢放鬆。整套操做完後，平躺在地板上，繃緊背部和臀部肌肉，微微挺腰。

每週不少於三次練習，每次 35～45 分鐘，堅持下去必有收穫。

5 大肌肉鍛鍊增高法

☞ 作　用

人長高主要靠骨兩端的軟骨層逐漸生長，骨骼加長而使身體增高。在以往的醫學界很多人只是主張青少年多跑多跳，如打籃球等，以使脛骨、股骨兩端得到刺激，從而利於骨的增長。因此，在人們的心目中，只有跳繩、踢毽子、賽跑之類的運動項目才是促進身體長高的最好方法。其實這種觀點是片面的。

目前美國國家運動醫學學會的專家提出：大肌肉鍛鍊，可使體內生長激素分泌增加，促進脛骨和股骨兩端的軟骨生長，從而使身體長高。因此，青少年不應侷限在參加跑跳項目的體育鍛鍊，還應多做些大肌肉群的鍛鍊，以刺激生長激素的分泌，使身高長得更理想。但需注意的是，25 歲是長高的極限年齡，過了 25 歲，即使加強大肌肉群的鍛鍊，骨骼也不會再長了，而只會變粗。

☞ 方　法

現介紹 3 節大肌肉鍛鍊法，這是美國國家運動醫學學

會教練所教，不需特別器材、場
地，隨時都可進行。

　　◀第一節
　　【動作】：

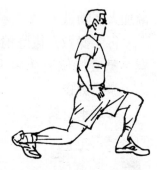

　　（1）自然站立（女生可兩手
叉腰；男生可雙手各持重啞鈴等，
以增加負重量）。

　　（2）一腳向前邁出一大步，
屈膝，使大腿與地面平行，後腿屈

圖 4-26

膝以腳尖著地。兩腳腳尖呈平行姿勢。

　　（3）用力蹬起，然後前後腿交替運動。兩腿各做 15～
20 次（圖 4-26）。

　　【要求及注意事項】：

　　（1）初做時，腿部力量不夠，兩腳前後距離不要太
大。

　　（2）膝關節與小腿呈垂直狀，膝垂直線不要超過腳
尖，以免受傷。

　　（3）初做完這套操，腿有酸、軟的感覺，是正常反
應。

　　（4）熟練之後，可以負重完成這個動作，並逐漸加大
負重量，才能達到鍛鍊目的。

　　◀第二節
　　【動作】：

　　（1）雙手手指分開，兩臂伸直俯撐於地面，兩腿伸直
以腳尖著地。

　　（2）以腰帶動兩腿同時向前收屈，成全蹲姿勢，然後

雙腿再同時向後彈，蹬直。如此收屈、彈蹬伸直，使腰、臀及股後肌群以及手臂、手腕肌肉均得到鍛鍊（圖4-27）。

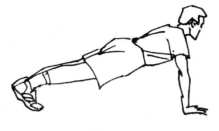

圖4-27

【要求及注意事項】：

（1）雙腿後彈蹬時，不要用力過猛，以防腰部受傷。

（2）兩手五指分開，宜於支撐。

（3）開始練習時，力量不夠，後彈蹬腿時易有臀突的毛病，要求逐漸蹬直。

◀第三節

【動作】：

（1）仰附於地面，雙膝屈起。

（2）頭稍抬起，同時抬起右腿並用左手觸右腳背，保持約1秒鐘，然後再換左側腿抬起，用右手摸腳背（圖4-28）。左右各做10次。

【要求及注意事項】：

（1）手、腳抬起時動作要快，但放下時要緩慢，才能達到好的鍛鍊效果。

（2）腿向上抬起時，膝關節可以微屈。

（3）抬腿時，大腿與腰要成90度，才能達到鍛鍊效果。

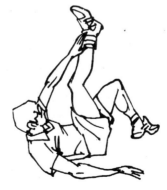

圖4-28

6 踏格健身操

☞作　用

　　利用居室等現成的三十至六十公分見方的地磚等，或畫同等規格的正方形圖案若干個，做各種各樣的走、跑、跳練習，既方便，又簡單實用，並有極大的鍛鍊身體的價值。

☞方　法

◀單腳跳：用單腳跳格練習

　　①前後跳；②左右跳；③轉體跳；④來回跳；⑤節拍跳；⑥原地跳；⑦斜向跳；⑧混合跳。

◀雙腳跳

　　①前後跳。依次跳：按順序依次跳格進行；越格跳：跳時越格進行；②左右跳；依次跳；越格跳；③交叉跳：斜向四十五度跳一格，後接斜下向四十五度跳一格，依次進行；④轉體跳；⑤收腹跳；⑥原地跳；⑦節奏跳：按一定節拍進行練習；⑧斜向跳：斜四十五度連續跳；⑨來回跳：在特定的若干個格中來回跳的練習；⑩弓步跳；⑪大字跳；⑫混合跳。上述多個練習混合進行。

◀走跑練習

　　在規定的格中做各種各樣走或跑的練習。如：①高抬腿；②後踢腿；③小步跑等多種走或跑的練習。

　　【注意事項】：①儘量做到每次走、跑、跳的腳儘量踏在格中；②動作一定要做得放鬆且協調；③著裝要輕鬆、鞋子要柔軟；④嚴禁地面濕滑，以免發生意外。

7 左右旋膝健身操

☞ 作　用

能增強腰腿足膝功能，抵抗衰老。可治療足膝痿軟、行走乏力、膝腿筋骨酸痛和鶴膝風等症，有醫療作用。

【預備姿勢】：兩足併攏站立，全身正直。

☞ 方　法

上身前俯，兩腿彎曲下蹲，兩手分按在兩膝蓋上部，挺胸，眼看前方，雙膝併攏，從左方向後、右和前方旋轉30次，再從右方向後、左和前方旋轉30次。轉畢全身直立還原，每呼氣一次或吸氣一次，膝部旋轉一周，或採取自然呼吸亦可。

8 鮮爲人知的健身操

☞ 作用與方法

◀舌頭操

假如你想增加體力，可又缺乏食慾的話，不妨進行主司味覺的舌頭操。

首先，要進行捲舌頭的運動。把舌頭向裏面捲，使舌尖能夠到達喉嚨的部分。

其次，把舌尖捲起，使舌尖與嘴巴裏的每一個部分都能接觸。做完舌頭運動後，嘴巴裏面將會有唾液，這時候，把唾液一點一點地吞下去。

最後，把舌頭伸到外邊，儘量伸長，使舌尖幾乎能到鼻子或下顎。這些舌頭的運動雖然不太雅觀，但是，能夠收到良好的效果。

◀喉嚨操

要領是要把脖子向前彎曲時，雙手置於後頭部，加力向下按壓。要向後面彎曲時，則把下顎往後推。如果想要向左右轉動時，就要推相對應的臉頰。只要你時常進行把脖子彎曲到極限的運動，位於喉嚨部位的分泌激素的甲狀腺、副甲狀腺將會被強化，性能力也會跟著增強。

◀脖頸操

要領是首先把兩隻胳膊橫置在桌上，然後把前額靠在胳膊上方。採用這種姿勢，以前額部分用力按壓手，這個動作能鍛鍊脖頸子的肌肉。

在工作時做這個動作的話，不僅能鍛鍊脖子的肌肉，而且能驅走睡意，是一舉兩得的好辦法。

◀胃腸操

強化胃腸有如下的方法：在地板上躺下，打開雙手和雙腳，成為「大」字型，再緩緩地抬起上半身，這個運動要做 10 次。由於做這個動作時，雙腳無法用力，不得不使腹部的肌肉用力，因而刺激胃腸，強化其功能。

9 產後婦女健身操

☞作　用

利於產後康復。

☞方　法

◀第一節　收緊腹肌運動

（1）直立、屈膝、彎腰、軀幹與地面平行、雙手扶膝、臉朝前。

（2）吸氣、呼氣，同時收緊腹肌。屏住呼吸、收緊腹肌，直到需要呼吸時止。重複3次為1組，做3～5組。

◀第二節　蹬車運動

（1）仰臥、雙手放在臀下，頭、肩稍離地。

（2）收緊腹肌，雙腿輪流用力向下做蹬自行車狀，重複12次為一組，做3～5組。

◀第三節　併腿挺伸運動

（1）仰臥，雙手置臀下，頭肩稍離地。

（2）雙腿併攏，屈膝，小腿離地，稍停，然後雙腿在不接觸地面情況下，用力向下挺伸，盡量伸直，重複12次為1組，做3～5組。

◀第四節　軀幹扭轉運動

（1）仰臥，雙手抱頭，左腳伸直，稍離地面，右腿屈膝，向上提起，左肘觸右膝，頭轉向右側。

（2）收縮腹肌，左腿屈膝，向上提起，與右腿併攏，然後右腿伸直，左腿仍保持屈膝姿勢，扭轉身體，向相反方向重複以上動作，重複12次為1組，做2～3組。

◀第五節　交替踢腿運動

（1）仰臥，雙手置臀下雙腿向上抬起，腳掌指向屋頂，膝微屈，小腿交叉。

（2）收緊腹肌，緩慢放下兩腿，保持背部平直，輕輕

地交替上下踢腿，頭和肩抬離地面，上述運動進行 5 分鐘為 1 組，做 1～2 組。

◀第六節　下頜抬起運動

（1）仰臥，雙手抱頭部緊貼地面，膝稍屈，腳跟著地。

（2）收緊腹肌將下頜抵住胸部，然後抬起，再抵住胸部抬起，重複 20 次為 1 組，做 1～2 組。

◀第七節　舉腿下頜運動

（1）仰臥，兩腿並起，雙腳指向屋頂，頭部稍離地面。

（2）舉腿時抬下頜，收緊腹肌，下頜抵住胸部。頭部還原後再抬起，再抵住胸部，以上動作重複 20 次為 1 組，做 1～2 組。

10 促醒操

☞作　用

誰要是希望一大早就保持旺盛的精力，他可以由做操來達到這一目的。體育科學家霍夫曼發明了一套促醒操，這套用時只有 10 分鐘的晨操可以使人一天精力充沛。

☞方　法

◀肩部

側臥，背部不要彎曲。上面的胳膊在被子上慢慢地按 8 字型畫圈，做兩次後再換另一側。

◀脊柱

側臥，伸展身體，腿和胳膊盡可能向下向上伸展，保持5至7秒鐘。然後腿和胳膊慢慢向後彎曲，最後把身體像刺蝟那樣縮起來。

◀腰部和臀部

側臥，下面的腿向後彎曲。上面的那條腿儘量伸展，姿勢保持5秒鐘。

◀腿

仰臥，把腿伸直，一條腿慢慢向臀部彎曲，反覆4次，然後換另一條腿。

◀背部

仰臥，胳膊做騎車動作，開始時動作要慢，然後加速，快速做一分鐘。胳膊的位置從頭頂向肚子上方移動。然後雙腿做騎車動作。

◀站立

雙腳腳跟交替抬起，加快頻率，連續做30秒鐘。

11 邊看電視邊做操

☞ 作用與方法

（1）坐在椅子上，伸直身體，兩肩向後用力使背肌收緊，兩肩胛骨靠攏。保持此姿勢4至6秒鐘，重複4至8次。此動作有強健肩背肌力和預防肩背肌僵硬及酸痛之功效。

（2）身體緊縮收腹，雙手用力支撐，收緊臀大肌，臀部從椅子上微微抬起。保持4至6秒鐘，重複4至8次。

此動作可強健上肢、腰腹、臀部的肌力，有預防腰痛和坐骨神經痛之功效。

（3）坐在椅子上，雙腿屈膝抬起，雙手抱住小腿，盡力使膝蓋貼近胸部。重複4至8次，此動作可促進腿部血液循環，有預防下肢腫脹之功效。

（4）雙手叉腰，左右轉動腰肢至最大幅度。重複8至12次，此動作可使腰和脊柱得到活動，並可強健腰腹部肌力和柔韌性，防止腰痛，有助於祛除腰部多餘的皮下脂肪與健美腰圍。

（5）坐在椅子上，雙腿輪流快速屈膝向上提起，雙臂屈肘於體側，交替前後擺動。重複30次。此動作可促進全身血液循環，有防止「久坐傷肉」之功效。

（6）坐在椅子上，伸直身體，兩腳放平，腳趾踩在地上，腳跟儘量提起，持續6秒鐘。重複8至12次，此動作有強健小腿和踝關節的肌力及預防下肢腫脹之功效。

12 伏案工作者健身操

☞ 作 用

健身，消除疲勞。

☞ 方 法

（1）活動頸部：

先低頭後抬頭，5～10次，然後轉頸，由左至右，再由右至左轉動頭部，使頸、頭充分活動。轉動時不宜太快，要均勻而緩慢。

（2）挺胸彎腰：

站立時先深深吸氣一口，然後挺起胸脯，接著呼氣並向前屈身彎腰，重複做 10～15 次。

（3）指梳頭：

兩手十指微彎，用十指代梳，梳時從前額往後梳，再從頭頂部向兩邊梳，邊梳邊做搓揉動作。每次做 2～3 分鐘。但不要太重，以免損傷頭皮。

（4）搓拍腰部：

兩手握拳狀，反手在背脊兩旁上下來回搓擦 10～15 次，然後用掌拍擊背部 10～15 下。

13 七字三訣健身操

☞作　用

此法可循序漸進，自然運氣，量力而行，逐漸增加次數，每天早晚堅持鍛鍊，可祛病強身，延年益壽。

☞方　法

（1）扳足：

上床後，起床前，披衣而坐，雙腿伸直，雙手扳雙足趾尖，前推後拉 50～100 下；再扳足趾尖左轉 50 下，右轉 50 下。

（2）下蹲：

上床前，下床後，室內外均可，立正，站穩，然後屈膝下蹲，同時雙手按雙膝蓋，一蹲一站為一次，做 50 次。

（3）伏臥撐：

在床上、地下或按小板凳均可，雙腿伸直，雙手前伏支起身體，雙臂一伸一屈為一次，支撐 20 次。

14 隱形健身操

☞ 作　用

整套練習 6 分鐘，最好每隔 1 小時進行 1 次，這套操雖然身體的各關節不直接參與活動，但可以使各部位肌肉時常處於工作狀態，而這些部位的肌肉（大腿、小腿、臀部、腹部、背部）通常是最容易堆積脂肪的地方。

☞ 方　法

莫斯科健身中心創建者和領導者、聯合醫學副博士包羅比耶夫，設計了一套補充性的健身方法。

這套練習沒有固定的時間，也不需要離開工作崗位，甚至並排坐在一起的同事也不會覺察出您是在做操。因此，被人們稱之為「隱形體操」，隱形體操採用坐姿和站姿均可，在上班、乘車、排隊買東西時都能進行，共有 6 節，每節 1 分鐘。

（1）第一節：

坐在凳子上，兩腿分開，抬起腳尖，同時用力縮踝部、小腿和大腿的肌肉，1 分鐘內重複做 30～40 次。

（2）第二節：

坐姿，用力抬起腳跟，為了增強效果，最好將雙手壓在膝蓋上，以增加一定的反作用力，1 分鐘內重複做 30～

40次。

（3）第三節：

交替收縮和放鬆臀肌，速度同上。

（4）第四節：

吸氣收腹，並持續幾秒鐘，1分鐘內重複做 15～20 次。

（5）第五節：

緩慢地用力挺胸，使雙肩向後張開，肩胛骨儘量收攏，1分鐘內重複做 25～30 次。

（6）第六節：

用力握拳，使整個手臂肌肉都使上勁，1分鐘內重複做 30～40 次。

15 五分鐘「真向法」健身操

☞ 作　用

最近，一種能增強身體柔韌性的「真向法」健身操風靡日本。這是一種新概念鍛鍊方式，因為它不僅能放鬆疲勞的肢體，而且在促進人體血液循環、矯正體型、防治腰腿疼痛等方面也有很好的效果。這套健身操做一次只需 5 分鐘，非常適合生活在快節奏中的城市居民。

☞ 方　法

「真向法」意指各節動作都是從「正襟危坐」開始，動作簡單得如同穆斯林做禮拜，不分男女，也不用太大的場地，找塊一張床大小的地方就足夠了。

（1）第一節：

盤腿端坐，兩腳心相對，腳跟儘量向大腿內側靠攏，雙膝外展。然後低頭，上身前屈，努力將雙肘靠近地面，呈俯身叩拜狀。

（2）第二節：

兩腿併攏前伸，呈「L」形坐姿，雙手抓住腳尖，盡力向胸前扳，保持這一狀態，並將上身按下腹、前胸、臉部的順序貼向雙腿。

（3）第三節：

端坐，兩腿向左右分開約 150 度，腳尖儘量後翹，背挺直，上身前屈，並隨雙手觸地、前滑而使下腹、胸部、頭部依次著地或儘量前屈。

以上三節各做 10 次。

（4）第四節：

跪坐，將身後的雙腿稍稍分開，腳跟向外。然後併攏雙膝，背部挺直，向上後擺起雙臂，上身隨之向後傾倒、貼地。重新坐起後擺，注意保持上身平穩，勿左右搖擺。做 1 次。

四節合起來為一套完整動作。

現代人常因運動不足或精神壓抑而感覺肢體僵直，真向法的作用就是充分放鬆緊張、僵直的肢體。由於這套動作能提高心臟的「泵」血功能，而且肢體越柔韌「泵」血率越高，所以，能促進全身血液循環，加速新陳代謝，延緩衰老。

久坐或長時間站立容易導致脊椎、腰椎側彎變形，身體易疲勞，也是肩酸、腰痛的主要成因。常做「真向法」

健身操，能有效增強腰、腿部肌肉的彈性和張力，矯正脊柱側彎。

　　但是，這套動作如果失準，則往往會造成相反的效果。例如，做第二節之前應做如下檢測，後背靠牆貼緊挺直，呈「L」型，坐好後若腰與牆之間有空隙，則表明有腰傷或潛伏腰肌勞損，這類人不宜進行「真向法」鍛鍊，以免增加腰部負擔。上身前屈時背部呈弓形，強制或過猛收回容易「閃腰」。正確做法是一邊挺直背部，一邊以髖關節為軸輕輕收回，視線應固定在2～3公尺以外，這樣才有安全保障。

　　初次進行「真向法」鍛鍊時，很多人未開始練習，僅按要求坐在那裏就覺得肌肉酸痛了。為此，可加坐墊，從能承受的程度慢慢開始練，不可盲目追求標準姿勢，而應循序漸進。只要堅持練習，就能獲得成效。

16 仰臥顫抖操

☞ 作　用

　　此種顫抖操可醫治頭病以及胃腸病和腰痛病。透過手腳上舉和顫抖，啟動四肢的毛細血管，促進血液循環，從而增強內臟功能。

☞ 方　法

　　最近在日本流行一種非常簡單的顫抖操。方法是：先喝一杯開水，仰臥於床上，枕頭不可太高，全身放鬆，雙手放在體側，掌心向下，雙腳靠床伸直。

　　雙手向上舉起，與身體垂直，構成 90 度角，各指輕輕分開。接著，雙腳也向上提起，儘量與身體垂直，然後，雙手和雙腳同時輕輕顫抖。每天早晚各練一次，每次 2～3 分鐘。

17 仿動物健身保健操

☞ 作用與方法

　　（1）仿蛇：

　　挺身直立，舉雙手，踮腳。仿照蛇形彎曲，雙手向兩邊擺動，同時扭動雙腿。這節動作鍛鍊脊柱。如能同時頭部向後轉動更好，有益視力。

　　（2）仿熊：

　　一隻腳牢牢站穩，另一隻腳抬起腳跟，兩隻腳輪流輕輕抖動小腿和大腿。同時，雙手帶動肩部前後擺動，跟腿部動作協調一致。這節動作預防鬱血症狀。

　　（3）仿孔雀：

　　彎腰，骨盆盡力向後突出，雙手前伸齊腰高，胯股先左後右扭動，同時腳跟輪流抬起。這節動作有益消化器官和生殖系統。

　　（4）仿狗：

　　雙手叉腰。抬起左腳，膝蓋略彎曲，順時針轉動 90度，同時身體右傾。兩隻腳輪流做。這節動作使排尿系統保持正常。

　　（5）仿長頸鹿：

　　雙手前伸如同扶桌子，踮腳，繃緊雙腿，頭頸用力向

上轉動。這節動作鍛鍊脊柱下部，改善支氣管的功能。

（6）仿鵝：

一隻腳前伸，腳尖外拐。另一隻腳在後，身體緩慢下蹲，重複2次，換腳再做。這節動作適宜坐著工作的人多做。同時，有益血液循環。

（7）仿火烈鳥：

彎腰，雙手伸向兩側，手掌朝上。重複做幾次。這節動作協調手和脊柱的配合，減輕關節炎的疼痛。

（8）仿駱駝：

背後，前傾，一隻腳前伸，腳跟著地，骨盆向後突出。直立的同時，腳跟換腳尖著地。重複做幾次。換腳再做。這節動作有益保持身體平衡，緩解精神緊張，促進肺炎和痔瘡的治療。

（9）仿企鵝：

直立，雙手前後擺動，手心向下向後翻動，雙腳有節奏地抬起，但不離地。這節動作改進手臂和腿部的血液循環。

（10）仿兔：

下蹲，雙腿叉開，手撐扶地、踮腳，來回擺動腿部，帶動臀部運動。這節動作有益治療便秘。

仿動物保健10節操要求空腹，甚至不許喝茶和咖啡。如在室內做，室溫不高於22℃，保持空氣濕潤。不宜音樂伴奏。最好單獨做。也不要對著鏡子，以免影響轉動時判定方位。

18 飯前健身法

☞ 作　用

人們都比較重視飯後保健。據最新研究表明，若將某些健身措施從飯後移到飯前，效果會「更上一層樓」。

☞ 方　法

（1）飯前運動：

人們運動減肥大多安排在進餐後，殊不知飯前脂肪細胞尚無新的脂肪酸進入，運動較易將脂肪「動員」出來化為熱量消耗掉。因此，專家主張飯前1小時進行散步、慢跑等運動，持續30～45分鐘即可。

（2）飯前午睡：

不少人午餐後睡覺感到頭昏腦脹。原來進食後血液會湧向胃腸道，大腦和肢體得不到足夠的氧氣與養分供給，乳酸等代謝產物也無法及時排除，於是引起一系列不適症狀。上床午睡半小時後進午餐，能更有效地消除疲勞。

（3）飯前吃果：

據醫生專家研究發現，飯後吃水果可能被先吃下的食物阻滯在胃中，產生脹氣、便秘等不適症狀。水果為生食，飯前吃入可保護體內免疫系統免受熱食的不良刺激，收效更大。

（4）飯前吃菜：

英國科學家認為，進餐前先食用一碟蔬菜沙拉，可殺死進入胃中的細菌，甚至能預防胃癌發生。

（5）飯前刷牙：

英國牙科專家麥克・埃德加教授新近提出只有在飯前將牙垢去除才能大大減少酸性物質的形成，從而保持牙齒健康。另外，進餐後酸性可使牙齒表面的琺瑯質鬆動，此時刷牙極易將保護層刷掉。因此，提倡飯前刷牙。

19 我國古代反常健身法

☞ 作用與方法

（1）赤足：

我國古代對赤足走路的體療效果早有記載。由於人體大部分經絡皆通向足底，因此，醫學家認為赤足走路有健身作用，即今日所謂的「足底反射」學說。

（2）倒立：

歷代僧侶的健身養心法。因倒立時渾身血液加快湧向頭部，可使大腦清新持久。

（3）倒走：

古籍《山海經》中記載有倒走如飛的神仙中人。事實上，倒走確實能使人腰脊肌、膝關節周圍的肌肉、韌帶和股四頭肌等得到充分鍛鍊。

（4）餓透：

古代的普通健身法。餓透，即一日或兩日不進食，僅以水療饑。道家的「辟穀」術，也即饑餓方法。而據現代研究指出，人在饑餓狀態中，思維能力更趨活躍、清新。

（5）狂嘯：

古代一種獨特的按摩健身法，可調氣、生氣、運氣、

養氣及健五臟、安撫情志。狂嘯以在清晨和夜晚為最佳，清晨可吐盡五臟濁氣，臨睡可喊出丹田的內蘊力。狂嘯也是制怒妙法，可使怒氣一泄至盡。

20 拉耳垂健身法

☞ 作　用

中國醫學認為：「腎開竅於耳」、「腎和則耳能聞五音矣」。雙耳的功能正常與否，也會由經絡影響腎臟，並給全身帶來影響。堅持不懈地進行拉耳垂鍛鍊，就能起到激發精氣、通經活絡、調理臟腑、補腎健腦之作用，使整體機能逐步得到改善，從而達到祛病延年的功效。

☞ 方　法

拉耳垂健身的具體方法是：先將雙手掌相互摩擦發熱，再用兩手掌同時輕輕地揉搓對側耳廓 2～3 分鐘，然後用兩手的拇指和食指屈曲分別揉壓對側耳垂 2～3 分鐘，最後開始向下有節奏地反覆牽拉耳垂 30～50 次，直至耳廓有熱脹感為止，這時全身也產生一種輕鬆、舒適、愜意的感覺。照此法堅持每天鍛鍊 3～5 次，即可達到祛病延年的養生功效。

鍛鍊時一定要注意以下三點：

其一，由於耳廓是全身穴位的縮影地圖，它與人體各組織器官相聯繫，因此，鍛鍊時不可過於用力，以免有損於內臟器官；

第二，由於此法有減慢心率的作用，因此，不適用於

心率在每分鐘 50 次以下的老人進行鍛鍊；

第三，如果耳內外患急性炎症，或有其他嚴重耳病者，要暫停鍛鍊或謹慎鍛鍊，以免發生感染或加重病情。

21 按捏腋窩健身法

☞ 作　用

腋窩，俗稱「胳肢窩」。腋窩蘊藏有豐富的血管神經、淋巴和脂肪組織，按捏後會發生以下幾種功效：

①調氣和血，解痙止痛；②促進體液循環，使全身器官享受更多養分和氧氣；③增強食慾，提高消化能力；④增強肺活量，提高呼吸系統功能；⑤使體內代謝產物中的尿酸、尿素、無機鹽及多餘水分順利排出，增強泌尿功能，並使人體內外生殖器官和生殖細胞更健康，提高性功能；⑥還能緩解「心痛」，對肘臂冷痛也有一定療效。

☞ 方　法

按捏方法：左手按右腋窩，右手按左腋窩，運用腕力，帶動食、中兩指有節律地捏腋下肌肉 3～5 分鐘（至少108 次），按捏時兩肘要略抬高，切忌暴力勾拉。指甲要剪短，避免觸傷皮膚及血管神經。

22 時尚健身法

☞ 作用與方法

以下的健身方法你可能聽都沒聽說過，如果感到好奇

的話，不妨試試看。

（1）挺胸抬頭：

美國密蘇里州大學研究證實，抬起頭挺直腰時，胸腔會挺起，肺活量可增加20％到50％，空氣吸入多，身體組織所獲氧氣量也大大增多，人體就不易疲勞。

（2）雨中漫步：

越來越多的人喜歡冒著霏霏細雨，到戶外逛街散步，充分享受大自然給予的溫馨和快樂。雨落大地可洗滌塵埃、淨化空氣。雨前殘陽照射及細雨初降時所產生的大量負離子，素有「空氣維生素」之譽，可營養神經，調整血壓。

（3）適當日曬：

美國紐約精神病學會專家說，陽光是一種天然的興奮劑。最好的提神方法是在晨曦中做30分鐘的散步或慢跑。這可以使身體貯存大量的維生素D，有助於骨骼和牙齒的強健。

（4）靜坐冥思：

美國科學家研究證實，如每天靜坐兩次，能延長人的壽命並改善非健康狀況。

（5）引吭高歌：

研究表明，唱歌有益健康長壽。唱歌是一種呼吸新鮮空氣的良好活動，可加強胸廓肌肉的力量，與游泳划船一樣，具有異曲同工之妙。

23 床上健身法

☞ 作　用

每天早晨花幾分鐘進行床上健身活動，有益健康。

☞ 方　法

具體做法如下：

（1）搓臉：

用雙手中指揉兩側鼻翼旁的「迎香穴」十餘次，然後雙手上行搓到額頭，再沿兩頰下行搓到額尖匯合。如此反覆20次，可促進臉部血液循環，可預防感冒，也能美容。

（2）轉睛：

先左右，後上下，各轉眼球10餘次，有增強視力和減少眼疾之功。

（3）挺腹：

平臥，雙腿伸直，深呼吸。吸氣時，腹部有力地向上挺起，呼氣時鬆下。一呼一吸為一次，做十次。可增強腹肌彈力，預防腹壁肌肉鬆弛，具有減肥和健壯胃腸消化功能。

（4）揉腹：

仰臥，用右手按順時針方向繞臍揉腹81次，再逆時針方向繞臍揉腹81次，用力適度，不快不慢，有養生、延生益壽功效。

（5）梳頭：

平坐，十指代梳，從前額到枕部，沿兩側顳顬梳到頭頂，反覆數十次，可減少脫髮、白髮，並有醒腦爽神，降

低血壓之效。

（6）貓身：

趴在床上，撐開雙手，伸直合攏雙腿，撅起臀部，像貓兒拱起背梁那樣用力拱腰，再放下高翹的臀部。反覆十幾次，可促進全身氣血流暢，防治腰酸背痛等疾病。

（7）叩齒：

平坐，上下牙齒之間相互叩擊，每次叩擊 50 次左右。此法能增強牙周組織纖維結構的堅韌性，促進牙齦及顏面血液循環，使牙齒緊固，防止牙病發生。

24 空寫健身功

☞ 作　用

大家都知道，書、畫家多長壽。

書畫活動使人健康長壽，但是，並非每一位老人都能從事這一活動。而「空寫健身功」的健身原理與書畫活動是一致的，不過，在寫字時不用筆和紙，只是用手及臂在空中書寫罷了。

☞ 方　法

在做空寫健身功時應注意如下幾點：

（1）取站立姿勢，頭要正、身要直，臂要展開，腳要安穩，手做握筆狀，腕平肘起，書寫時要注意運用腕力、臂力、指力，甚至還要運用腰力。

（2）力求「心靜」，心繫手端，目不旁視，腦不他用，專心致志地運神、運筆。

（3）空中寫字時，每寫完一個字就應當在頭腦中出現這個字的字形，字懸空中，如看到一般。

（4）空寫時最好背寫唐詩、宋詞，或名言、警句等，長期寫下去，將一段詩詞或名句寫完，自己頭腦中也會出現這些文字，並默誦默讀，寫讀一氣，進入「忘我」之境。

（5）空寫時可由簡入繁，由慢到快，由楷書到草書，由站立著寫到走著寫，多寫多練，定有收穫。

（6）每次練功 40～60 分鐘，每日 1～2 次。必須持之以恆，不可「三天打魚，二天曬網」。

（7）收功後靜立 3～5 分鐘，一呼一吸，均勻吐納。

（8）練習空寫健身功之前，最好學習一些書法知識，點、橫、撇、捺、鉤等等，最好不要亂寫亂畫。也可先臨摹一種字體，掌握其特點，在空寫時就會運用自如，練習下去，自己的書法也會有所長進。

（9）空寫健身功不會出現練功偏差，不要求「得氣」，只要認真寫下去就可以了。

25 抖動六字健身功

☞ 作　用

運用抖動理順全身無序的經絡，使脈絡變得通暢，疼痛的地方將會慢慢消失。

☞ 方　法

（1）準備：

兩腳略寬於肩，全身鬆靜，自然踏地，雙手下垂，兩

眼微閉，面帶微笑，心曠神怡。

（2）動作：

兩腿膝關節有規律上下曲動，開始全身性地抖動，自然呼吸。自由抖動 3～5 分鐘後，再配合呼吸抖，並逐字吐納。吸氣時，意想宇宙中的聲、電、光、能，經由全身的毛細孔吸入下丹田，呼氣時，從口中逐一呼念噓（需）、呵（科）、呼（忽）、泄（懈）、吹（炊）、嘻（希）六字。每個字呼念九次（一吸一呼為一次）。六字抖動功練完後，再自然抖動 3～5 分鐘，身體慢慢停下來。

（3）收功：

意想我收功了，深呼吸三口，將氣沉入下丹田。呼吸沉氣入下丹田時要注意細、勻、慢、長，不宜過快、過急。在練抖動過程中的呼吸也要堅持這一原則。

（4）時間：

一般可按半個小時掌握，40 分鐘為最好。時間緊張可擇字選練，以縮短練功時間。

呼念六字，調治五臟和三焦疾患。每一字的功效是：「噓」字養肝；「呵」字補心；「呼」字健脾；「泄」字潤肺；「吹」字強腎；「嘻」字理三焦（簡指腸胃）。

26 練耳健身法

☞ 作　用

中醫理論認為耳為腎之外竅，上面佈滿腎和其他臟腑的許多穴道，透過刺激有關穴道，可以補腎健身，益壽延年。鍛鍊雙耳可分四個動作連貫進行。

☞ 方　法

（1）拉耳：

先以左手繞過頭頂向上牽拉右耳幾十下，再換右手同樣繞過頭頂向上牽拉左耳幾十下。

（2）掃耳：

用雙手掌同時將耳朵由後向前掃，緊接著再回過來同時向後掃，連續掃幾十次，掃的時候兩耳內可以聽到「嚓嚓」的聲音。

（3）搓耳：

先用雙手分別握住雙耳，輕輕地搓揉，從上到下直至耳垂，感覺發熱時停止。然後揪住耳垂往下拉，再鬆手讓耳垂恢復原形。如此一拉一鬆，連續幾十次。

（4）彈耳：

將兩手掌分別掩蓋住兩耳，手指部分放置於腦勺後枕骨之上，先用左手中指彈敲右手中指，再用右手中指彈敲左手中指，左右各連續彈敲幾十下，彈敲時耳內要聽到「隆隆」之聲，中醫稱之為「擊天鼓」，是我國傳統的養生方法之一。

27 「刷浴」健身法

☞ 作　用

刷浴是當今風靡世界的一種經絡健身法。其方法是用帶柄的圓頭鬃刷，順著人體經絡的走行刷浴身體各部，以達到健身目的。

　　刷浴健身法是在我國經絡學說的基礎上發展起來的。現代科學也證明，人體皮膚有豐富的皮脂腺、汗腺、毛細血管、淋巴腺、末梢神經等，藉由刷浴的刺激，能使皮膚表層衰老的細胞脫落，改善皮膚的呼吸，有利於腺的分泌；同時刷浴可使皮膚裏產生一種類組織的物質，這種物質能活躍皮膚的血管和神經，促進新陳代謝，提高機體抗外邪的能力。

☞ 方　法

　　刷浴有兩種方法：一是乾刷法，一是水刷法。乾刷法就是每天晚上臨睡前用刷直接刷浴身體皮膚各部，連續三遍；水刷法就是在洗澡時用刷反覆刷浴身體各部，連續三遍，每日一次。

28 仿生健身法

☞ 作用與方法

◀仿燕展翅

　　趴在床上，兩臂靠在身體兩側伸直，然後頭和肩以及雙臂向後上方抬起，與此同時，雙腿伸直向後上方抬高使整個身體像飛燕展翅，反覆做 10 次，對腰腿是個極好鍛鍊。

◀仿貓拱腰

　　每天清晨醒後，趴在床上，撐起雙手，伸直合攏雙腿，蹶起臀部，像貓兒拱起脊梁那樣用力拱腰，再放下高翹的臀部。反覆十幾次，可促進全身氣血流暢，防治腰背酸痛。

◀仿狗行走

　　像狗走路一樣，將四肢著地，右手和左腳、左手和右

腳一起伸出去移動身體前行。每天堅持走 20 步，可以防治
由於長時間站立或行走而引起的腰痛、胃下垂、痔瘡及下
肢腫脹等，對防治腰痛尤其有效。

◀仿蝗翹腿

將身體俯臥，雙肘彎曲，雙手貼在胸部下方的床鋪
上。接著，上身仰起，雙腳併攏儘量抬高，緩慢進行 3 次
腹式呼吸，每天可做幾次。效仿飛蝗翹腿的這一動作，能
刺激與子宮、卵巢有關的神經，對月經痛、月經紊亂和婦
女貧血有一定療效。

◀仿駝瑜伽

這是效仿駱駝動作的瑜伽姿勢。首先，雙手放在腰
間，雙膝跪在地上。然後慢慢地把上身向後仰，仰至快要
不能支撐時，就用雙手握住雙腳的踝部。保持這種後仰姿
勢，以腹式呼吸重複 3 次。

此法使大腿和腹部的肌肉得到充分運動，預防脂肪沉
積，有利減脂。同時，由於腹肌繃緊，刺激了腸道，對防
止便秘有效。

◀仿貓打盹

貓是一種有良好習慣的動物。它每天總是在相同時間
睡眠，而且每次睡的時間都一樣多。另外貓常打盹，以彌
補正常睡眠的不足。

一些科學家認為，人和貓有著類似的情況，仿貓打盹
有助於人們恢復精力，是克服疲乏的一種好辦法。研究還
證實，當人仿貓打盹時，大腦和肌肉呈鬆弛狀態，有益於
精神和體力的恢復。他們對大學生的測試也證明，一天中
只要多次瞬息的打盹，人完全可以連續工作而不困倦。

29 踮腳健身法

☞ 作用

　　久坐或久站後，常會感到下肢酸脹、乏力，從事站立工作的人很容易發生下肢靜脈曲張，這是由於下肢血液回流不暢造成的。可以練一練踮腳健身法。

☞ 方　法

　　將腳跟抬起，腳後跟離地面 1 公分，然後用力著地，此為 1 次。1 秒鐘內不得多於 1 次，30 次為 1 組，休息 5～10 秒鐘。每次 1 分鐘，每天重複 3～5 次。

　　注意抬高腳後跟不能超過 1 公分以上，否則不僅不會收效，還會引起腳掌的疲勞。

　　此法雖很簡單，但和跑步、步行的效果一樣，由於靜脈瓣膜的作用，血液得到一種向心運動的補充推動。

30 赤腳踩石健身法

☞ 作用與方法

　　腳踏鵝卵石是當今風靡美國、日本、韓國等 30 多個國家的一種古老而新奇的健身之道。據報導，日本「資生堂」化妝品廠為增進員工健康，每天早晨上班前讓全體員工一律脫下鞋子在鵝卵石鋪面的走道上行走 10 分鐘，下班後再重複一次。經過每天的訓練，多數員工感到收效顯著，工廠生產效率大為提高，醫藥費開支逐年減少。

　　腳板對於人的作用有如根之於樹，根深則枝繁葉茂，腳健則通體安和。中醫理論認為，連接人體五臟的 12 條經脈有一半起止於足部。人體的心、肝、肺、腎、腸等數十個臟器都在足底有特定的反射區。赤足在鵝卵石道上行走，刺激這些反射區就能由經絡傳導，協調臟腑功能，促進氣血流暢，且能激發人體潛能，調整失衡狀態，提高機體免疫能力，增強體質，預防疾病，延緩衰老。

　　實踐證明，經常赤足踩石不但可以預防感冒，還能治療失眠、神經衰弱、高血壓病、糖尿病、腸胃病、更年期綜合症、風濕性關節炎諸症，尤其是對於中老年人的動脈硬化、血脂增高、末梢神經感覺遲鈍、抵抗力下降等具有較好的輔助療效。

　　另外，踩鵝卵石健身與法國著名的葡萄酒產地波爾多堡流行的一種「踩葡萄」風俗有異曲同工之妙。據說波爾多堡從事踩葡萄的女子自古就以皮膚白淨、容貌漂亮而聞名於世。

　　現代醫學認為，人體副腎淋巴器官的色素沉著，是導致皮膚顯黑的重要原因，而經常刺激腳心，能大大地刺激副腎組織，促進荷爾蒙分泌，身體各處的肌膚自然變得白皙而光澤。

　　由此可見，這種踩鵝卵石健身術具有投資少、易操作、療效顯著、簡便易行、安全無副作用的特點，值得國人效仿。時下，都市公園紛紛修建鵝卵石路，提倡人們踩石健身。有興趣的人還可在自家陽臺建一條鵝卵石道，每日早起赤足踏行 10 分鐘，既是自娛，又可強身健體，養生養顏。

31 靈慧瑜伽健身法

☞ 作　用

　　瑜伽以其獨特的運動方式深受廣大健身者的青睞，而靈慧瑜伽則保留了印度古老的瑜伽術，又融入符合現代東方人士的運動特點，現介紹的一組靈慧瑜伽動作是由簡易的姿態功精髓組成的，適應於各種年齡段和不同健康程度的人。如果能每天堅持鍛鍊，準確的動作再配合正確的呼吸，可使內臟器官的功能得到增強，並治療和預防一些疾病，消除身體的多餘脂肪，在心理、精神上都得到充分的放鬆。令人們保持樂觀生活態度。

☞ 方　法

◀動作一

　　跪坐、挺直背，慢慢吸氣仰頭，儘量拉長頸部，將氣慢慢從小腹、中腹到胸部吸滿，屏住呼吸（圖 4-29）。

　　慢慢打開握拳的雙臂，儘量將胸擴展開，胸向前挺，屏住呼吸 5～13 秒（圖 4-30）。

　　【作用】：消除肩背瘀血，柔軟腰椎，消除頭痛症狀，增加肺活量。

◀動作二

　　雙手抓住大腳趾，吸氣抬頭（圖 4-31）。

　　慢慢呼氣，上身前壓至腿部，停留幾秒鐘後還原（圖 4-32）。

　　【作用】：拉長腰背，打開腿部韌帶，對消化系統起

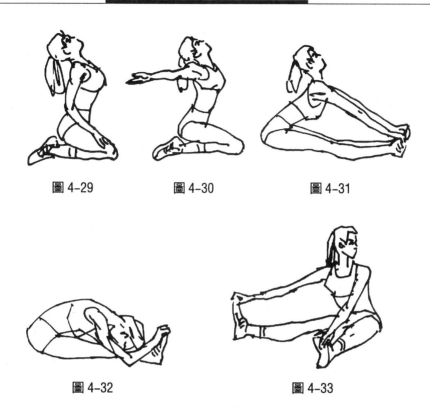

圖 4-29　　　　圖 4-30　　　　圖 4-31

圖 4-32　　　　　　圖 4-33

按摩作用。

　　◀動作三

　　右腿前伸，左腳抵住會陰部，右手抓住右腳腳趾，吸氣，向後轉體，用左手反繞過腰，抓住左腳，屏住呼吸 10 秒後慢慢呼氣還原。換腿再做（圖 4-33）。

　　【作用】：糾正脊椎歪斜，治療駝背，調整腸胃功能，對便秘有輔助治療作用。

　　◀動作四

　　全身放鬆地俯臥地上，雙手交疊，頭枕在手部，慢慢

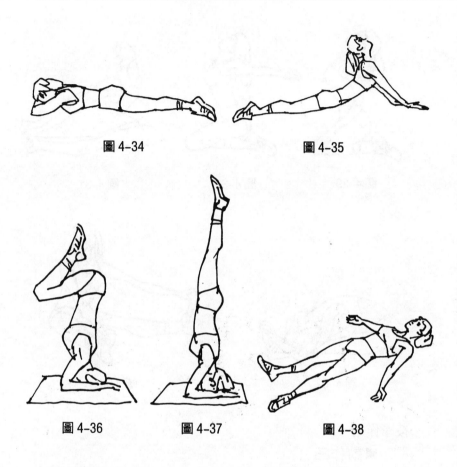

圖 4-34　　　　　　　　　　圖 4-35

圖 4-36　　　　圖 4-37　　　　圖 4-38

吸氣（圖 4-34）。

仰頭挺胸，眼望天花板，拉長脊椎（圖 4-35）。

【作用】：拉長脊椎，調節內分泌，輔助治療一些婦女功能性失調。

◀動作五

如圖 4-36、4-37 所示倒立（此動作較有難度，難以完成，可不做）。

【作用】：消除內臟瘀血，按摩和刺激了松果體、甲狀腺，使代謝平衡正常，使人能保持正常體重。調整神經系統功能。

◀動作六

仰臥，從身體下部開始慢慢放鬆，正常呼吸，消除全身緊張感（圖4-38）。

32 雙手合掌健身法

☞作　用

身心放鬆，有益脾胃。

☞方　法

如果你能雙手合十堅持30分鐘至1小時，意念上最大限度地進入一種全身心徹底鬆弛的狀態，你就近乎於進入催眠狀態，那麼，久而久之對身體大有益處。

人體的14條經絡（包括督脈和任脈）中有6條經絡是從手發端的，它們是：手太陰肺經，手陽明大腸經，手少陰心經，手太陽小腸經，手厥陰心包經，手少陽三焦經。

人的左右手掌上集中三條陰經的諸多同名穴位，這些穴位在各自的經絡線上各負其責，擔負著不同經氣運行的任務。

雙手合十，使左右手掌各同各穴位相互接觸或密合，使原來左右各行其事的經氣相互溝通。經絡能夠協調陰陽運行氣血，血流布到全身各部，來維持正常的生命活動。一旦外邪侵襲它能抗禦病邪侵身，保證機體的作用。

33 原地俯身踏步健身法

☞ 作用與方法

◀動作及要求

兩腳分開與肩同寬，兩膝自然屈蹲；上體前俯（儘量使上體前屈至與地面平行）；弓腰、低頭；雙手扶同側膝蓋。此為預備式。

練習時，兩腿依次高提，在原地踏步；大腿要儘量高抬，想像用大腿的正面觸碰胸部；雙手扶膝蓋隨腿起落，亦可在抬腿時順勢抱膝助力上提；自然配合呼吸。

◀練習次數

一腿提落為一次，每組 18 至 36 次，根據個人體質情況練習 2 至 4 組。

◀練習時間

每天晨起稍做活動後進行練習為最好。也可將此練習作為其他項目的準備活動或整理活動。

◀自我感覺

練習一組後即會感到渾身輕鬆舒適，後背稍微出汗。上體前俯可使腹部肌肉和腹腔臟器處於鬆弛狀態，此時大腿的依次高提無疑是對腹部內臟進行了振動和按摩，練後常會出現腸鳴和放屁的現象。

還有，上體前俯使身體重心降低，可使老年人在「保險」中提高平衡能力。

◀注意事項

①中年人用之健身者，可加大提腿的幅度和加快踏步

的頻率。

②老年人用之養生者，在動作的幅度、頻率、練習次數和組數等方面，一定要循序漸進，量力施練，不可過於勉強。

③身體肥胖者可用之減肥和提高身體的運動能力，但練習時要注意上體稍向前俯即可（以直臂雙手觸膝為度）。高血壓患者練習時也要注意此點。

④有慢性腸胃疾病患者用之輔助體療時，可在練習之後，配以拍或點「足三里穴」。

34 健身呼吸法

☞ 作　用

現代醫學研究表明，控制人的呼吸方式，能鍛鍊胸肌、強化腹肌，起到健身作用。因此，各種能治病強身的呼吸方法不斷脫穎而出。

☞ 方　法

◀徹底呼吸法

慢慢吸氣，並將氣運入腹部中央，這時腹部會鼓起，胸部中段以及整個肺部都充滿空氣，然後屏息 5 秒鐘，以便讓肺部有機會吸收氧氣，然後再慢慢呼氣。如此連續 10 次。每天多練習幾遍，使之成為一種習慣的呼氣方式。

◀靜心呼吸法

用右手拇指將右鼻孔堵上，然後按照徹底呼吸法的步驟慢慢地吸氣，並將氣運至前額，幻想所吸入的氣是令人

心平氣和的好氣，使全身得以鬆弛、和諧。

整個吸氣動作結束後，再將左鼻孔堵上，屏息，從 1 數到 10 後放開按著右鼻孔的拇指，慢慢呼氣。然後換另一邊，如此反覆 5 次。

◀催眠呼吸法

仰臥床上，兩手放在身旁。閉目，按照徹底呼吸法的方法吸氣，同時慢慢高舉雙手至頭上，指尖沿弧線運動，與此同時，還應默默地從 1 數到 10。

呼氣時應從 10 往 1 數，同時慢慢地將手臂呈弧線轉回身旁。然後重複以上動作 10 次，直到你安然入睡。

35 「三一二」經絡鍛鍊法

☞ 作用與方法

中科院院士、經絡專家祝總驤教授在多年研究的基礎上，發明了一套名為「三一二」的經絡鍛鍊法。我已堅持半年多了，受益匪淺。現將具體做法介紹如下：

「三」是指按摩三個穴位，即合谷、內關、足三里。每天早晚按摩一次，每次按摩 5 分鐘。用手指（或一端帶橡皮的鉛筆）順轉 6 圈，再逆轉 6 圈，反覆進行按摩。如果穴位塗上風油精，效果更好。找準穴位，力度適當，便有酸麻脹的感覺。這三個穴位是從人體 354 個穴位中精選出來的，是人體之要穴。特別是足三里，被稱為長壽穴。施行按摩，以激發有關經絡，保證五臟六腑健康運轉。

「一」是指意守丹田的腹式呼吸。站、坐、臥均可，每分鐘呼吸約 5 次，鼻吸口呼，呼吸均勻細慢。全身放

鬆，舌舔上腭，二目微閉，排除雜念，用意識想肚臍下一寸三分處。可堅持 10 分鐘左右，慢慢睜開雙眼，然後兩手搓面數十次。

「二」是指以下肢為主的體育鍛鍊。俗話說，人從腿上老。因此，下肢運動，尤為重要。散步、慢跑、跳舞等活動均可。如果腰疼，可倒行，兩臂前後擺動，腿不彎曲，全身放鬆，向後行走。

36 語言健身與信音健康法

☞ 作用與方法

語音健康法是以現代科學理論挖掘研究語音對人體作用和健身的一種方法。

「聲、光、電、化」是科學界對自然科學的概括，「聲」名列榜首，這說明聲對人的重要作用。

聲波是一種間接的能量，人的語言發聲與自然界的一般物理聲不同，它不僅是聲波振動；而且人的語言發聲是由人的呼吸氣流作為人發音的原動力，氣流在人體運動過程中起著很大作用；語言發聲，由大腦指揮，所以人的語言發聲同樣有腦電波引起身體各部磁場變化———聲波、氣流運動、人的生物磁場這幾種能量在人體的作用是信音調理人身心的物理基礎。

信音健康法是健康人特有的「暗合電磁場」能量依據同一性的作用，充分發揮接受者的主觀積極性，由讀信音教師傳授的信音語言或叫信音認可的姓名來達到健身祛病之效果。信音健康法的主要作用是透過聲波等能量調節淨

化人的腦髓，中樞神經、開發體呼吸來提高人自身的抗病排異，新陳代謝功能，達到身心健康的目的。

　　研究發現，各種語音在人體作用即振動部位不同對人體的作用也不同。如一定方式的發音其振動波有些可到胸、腳、背等不同部位，有些可向人體四面八方振動，一定的語音振動就可能造成人體微細異物的定向流動而排出體外；有些語音在人體的作用為補，有些為瀉；有些語音在人體起著不好的作用，常發這些音有可能致病；各種人的情況不同，即使同種病，因其身心狀況得病原因不同，用同種語音在他們身體的作用也不同，甚至有些效果好，有些差。因為人體起著根本作用的是人的腦髓、中樞神經的生物電磁場的變化。

　　研究人體語言來達到人類健康、提高人類綜合素質，這就產生了新的學科———信音學。

37 大吼大叫健身法

☞作　用

　　當你呼吸短促，氣鬱悶脹時；當你因各種原因引起憂愁、苦惱、焦慮、悲哀、精神抑鬱時；當你受了別人的氣或聞睹了不平之事內心氣憤時；當你食慾不振、厭食、腹痛、腹脹、食物積滯時，大吼大叫幾聲後，頓時就會有心曠神怡、精神振作、輕鬆愉快、心平氣和、胃口大開之感。

　　這是為什麼？大吼大叫可以吸入大量的氧氣，增加肺活量，改善呼吸功能，提高胸廓的舒張幅度，調節神經系

統的興奮性，增強胃腸蠕動，促進胃液分泌，以達到健身治病的目的。

另外，大吼大叫還可以加快血流速度，增強心竇傳導和心臟收縮的能力；同時還可利腎助陽、促進雄激素的分泌，對心動過緩者，隱睪症患者都有一定的作用。

☞方　法

大吼大叫最好在清晨或夜晚進行，到空氣新鮮的公園、草地、曠野、樹叢、山坡、海灘等地。張大嘴巴、放開喉嚨、昂首挺胸、仰望天空，盡情地有節律地發出吼聲或呼叫聲，每間隔半分至一分鐘吼叫一聲，連續 10 至 20 聲為一次，每日一次，堅持進行，即可達到健身之目的。

38 足跟行走健身法

☞作　用

中醫學認為，人衰老的主要原因之一是腎氣虛衰。走路時若能多用腳後跟，就能刺激腎經穴位，除病健身延壽。

☞方　法

具體可作如下練習：

◀前進和倒走法

身體自然直立，頭端正，下頜內收，目平視，上體稍前傾，臀部微翹，兩腳成平夾角 90 度外展，兩腳腳尖翹起，直膝，依次左右腳向前邁進，或依次左右腳向後倒

走，兩臂自由隨之擺動。

◀前進後退法

即進三退二。動作要求和要點與前相同，向前走三步後退二步。也可左右走，或前後左右走。此法於室內、室外均可進行。

◀下樓梯鍛鍊

身體自然直立，頭端正，下頜內收，上體稍前傾，臀部微翹，兩腳成平夾角90度外展，兩腳腳尖翹起，直膝，精神集中，目視樓梯臺階，依次左右向下邁步。這樣練習力度大，適於中青年人。

◀腳跟走路與散步相結合鍛鍊法

腳跟走路與散步交替進行，更能調節情趣，提高鍛鍊效果。

39 《勿藥元詮》中的健身法

☞ 作用與方法

◀調息法

調息之法，不拘時候，隨便而坐，平直其身，縱任其體，不倚不曲，解衣緩帶，務令周適，口中舌攪數遍，微微呵出濁氣，鼻中微微納之，或三五遍，或一二遍，有津嚥下，叩齒數遍，舌舐上腭，唇齒相著，兩目垂簾，令朧朧然，漸次調息，不喘粗，或數息出，或數息人，從一至十，從十至百，攝在心數，勿令散亂，如心息相依，雜念不毛，則止勿數，任其自然，坐久愈妙，若欲起身，須徐放手足，勿得遽起，能勤行之，靜中光景，種種奇特，直

可明心悟道，不但養身全生而已也。

調息有四相，呼吸有聲者，風也，守風則散；雖無聲而鼻中澀滯者，喘也，守喘則結；不聲不滯而往來有形者，氣也，守氣則勞；不聲不滯，出入綿綿，若存若亡，神氣相依，是息相也，息調則心定，真氣往來，自能奪天地之造化，息息歸根，命之蒂也。

◀隨息法

蘇子瞻《養生頌》曰：已饑方食，未飽先止，散步逍遙，務令腹空，當腹空時，即便入室，不抱晝夜，坐臥自便，唯在攝身，使如木偶……視鼻端自數出入息，綿綿若存，用之不勤，數至數百，此心寂然，此身兀然，與虛空等，不煩禁制，自然不動，數至數千，或不能數，則有一法，名之曰隨，與息俱出，復與俱入，隨之不已，一旦自住，不出不入，忽覺此息從毛竅中八萬四千，雲蒸雨散，無始以來，諸病自除，諸障自滅，自然明悟，譬如盲人忽然有眼，此時何用求人指路，是故老人言盡於此。

◀十六字訣法

《一秤金訣》曰：一吸便提，氣氣歸臍，一提便嚥，水火相見。此法不拘行住坐臥，舌攪華池舐上腭，候津生時，漱而嚥下，呴呴有聲，隨於鼻中吸清氣一口，以意力同津送至臍下丹田，略存一存，謂之一吸；隨將下部輕輕如忍便狀，以意力後尾閭提起，上夾脊雙關，透玉枕，入泥丸，謂之一呼，周而復始，久行精神強旺，百病不生。

◀數息法

得便常常閉目盤膝而坐，洗心滌慮，無我無人，數出入氣息，數至百，心神安定，性靜情怡，真元生育，氣血

太和，亦袪病延生，簡易之大法也。又法，若遇心緒煩亂
之時，側臥於榻上，以下耳貼枕上，用手將上耳掩按，使
無所聞，遂靜心數息，數至數百，則心火下降，氣爽神
清，煩勞不苦，智慧聰明，此法之功神驗。

◀保健十六宜

髮宜多梳，面宜多擦，目宜常運，耳宜常彈，舌宜抵
腭，齒宜數叩，津宜數嚥，濁宜常呵，背宜常暖，胸宜常
護，腹宜常摩，穀道宜常撮，肢節宜常搖，足心宜常擦，
皮膚宜常乾沐浴，大小便宜閉口勿言。

◀調攝法

節飲食，減勞碌，適寒溫，避風雨，時起居，忘思
慮，寡慾念，戒氣怒，飯後散步逍遙，以化飲食，而生精
力，當腹空時，入室靜坐，洗心滌慮，調養氣息，以寧神
志，陰陽相生，氣血充足，精神強旺，壽寓延洪。

（註：《勿藥元詮》係清代著名醫學家、養生家汪昂
的養生學專著。）

二、中老年健身運動處方

1 老年人夏季搖扇益處多

☞ 作用與方法

在電風扇、空調已普及的今天，扇子作為納涼消夏之
品已近乎被淘汰，但對於老年人來說，消夏納涼還是以搖
扇為好。

老年人隨著年齡的增長，體溫調節中樞功能下降，對溫度變化的敏感性降低，電風扇風量大，風速猛而集中，若使用不當很容易著涼感冒。

用手搖扇，則可根據身體的需要控制風速的快慢和風量的大小，避免著涼感冒。

大家知道，大腦對身體的控制是交叉性的，即大腦的左右半球分別支配對側肢體和軀幹，而人們習慣於用右手，造成左腦半球負擔過重，容易疲勞，反應遲鈍。若堅持用左手搖扇，可加速大腦右半球的血液循環，促進右腦半球的高級中樞更有效地發揮效能，可以健腦益智。

研究發現，65%以上的腦溢血發生在右腦半球，即肢體出現左側偏癱。這是因為老年人長期使用右手，使得支配左側肢體活動的右腦半球血管得不到鍛鍊而比較脆弱所致。老年人夏季搖扇，可有意識地多用左手，就能改善左側肢體的靈活性和減少廢用性萎縮，鍛鍊與增強右腦半球血管的彈性與韌性，有效地預防和減少腦溢血等血管疾病的發生。

此外，搖扇能使手臂、手腕、肩背等處肌肉得到鍛鍊，促進血液循環，舒筋活絡，同時達到鍛鍊身體，強健肌肉的目的。

扇子輕便靈巧、攜帶方便，夏夜在戶外納涼，老年人相聚在一起，一邊談天說地，評古論今，一邊輕鬆愉快地搖扇納涼，驅蚊逐蠅，豈不是生活中一大樂趣。

2 老年人壓腿鍛鍊好處多

☞ 作用與方法

　　從運動醫學角度分析，壓腿鍛鍊，首先使大腿背側肌群得到牽伸，其次使臀部組織也受到牽拉。一般在膝關節伸直的情況下髖關節的最大屈曲度為 90，再屈曲必然伴有下腰部和骨盆的活動。因此，當腿擱到一高物上後，再繼續作上下有節律性的按壓，就可進一步牽伸下腰部肌群和軟組織。當這些緊縮的肌群得到牽伸，恢復到原先的肌張力時，就會使腰部不適的症狀得到緩解和消除，腰部也因此而感到輕鬆和舒服。特別當大腿背側肌群也受到牽伸後，除產生上述效應外，還可因與大腿前側肌群的張力得到平衡，從而產生腰腿輕快、走步有力的感覺。

　　從中醫理論來說，壓腿鍛鍊既可疏通經絡，達到「通則不痛」的治療效果，同時從膀胱經的分佈和走向，擱腿部位常是小腿膀胱經的承山穴處，壓腿鍛鍊必然會產生類似按摩和針刺該穴的效果。

　　承山是主治腰腿痛諸症的重要穴位，因此，更使原有腰痛、腿痛、髖部不適症狀迎刃而解。

　　當然，為了使壓腿鍛鍊取得這樣的效果，還要注意安全：①擱腿的高度要由低到高，循序漸進，不要操之過急。一般可先從 45 度左右開始，以後每隔 1～2 週，當並無不適時再逐步抬高。對老年人來說，抬高到 70～80 度左右就可以了。因為，此時髖關節周圍組織比較緊，過高容易引起損傷。事實上在此體位下要作彎腰動作也相應地增

加了髖關節的活動度。

②老年人都不同程度的骨質疏鬆，抬高一腿時一定要站穩，壓腿時不能用力過猛，以免發生意外。

③每次壓腿時間不宜太長，以免腰部和另一腿過於疲勞，反而加重症狀，要左右交替，每次 5～10 分鐘就可以了，最好與其他活動相結合，可起到相互促進的效果。

3 中老年甩手健身法

☞作　用

甩手是我國民間流傳的一種健身方法，主要作用是增強體質、提高抗病能力，但對一般的慢性氣管炎、腸胃病、高血壓病和神經衰弱等也有一定的醫療效果。

☞方　法

◀甩手的練法

甩手有多種姿勢和動作，現介紹一種最基本、常用的練法。

【預備姿勢】：衣帶寬鬆後站立，兩腳分開與肩同寬，兩臂自然下垂，身體正直，目視前方。

【擺臂前身體各部位要領】：頸部放鬆，臉部自然放鬆帶微笑，唇齒自然輕閉合，舌自然鬆平；兩肩鬆沉，兩臂勿貼身、勿挺肘，腋下稍有空隙，自然下垂。腕部放鬆，十指自然舒展分開，掌心微凹向內；腳掌放平踏實，兩腳尖朝前。

【擺臂動作要領】：上述身體各部位按要領做好後，

全身鬆靜 1～2 分鐘，待心平氣和開始做擺臂動作。兩臂向前擺時，不是向上甩起，拇指高度不超過臍部水平高度為宜，兩臂與身體垂線成 45 度夾角；兩臂回蕩時，小指的外緣不超過臀部水平高度為宜。反覆來回擺蕩。

◀甩手健身法的要求

（1）周身放鬆，尤其肩、臂、手更要放鬆，這樣才能有利於氣血通暢，使氣血下行，下身著實，兩臂擺蕩時產生上虛下實之感。

（2）腰腿帶動擺臂，不能單擺雙臂。腰動有助於增強內臟器官。

（3）做動作時呼吸要自然，逐漸掌握腹式呼吸配合動作，效果更佳。

（4）臂鬆如繩，手指自然分開，腰腿帶臂甩，不可做得僵硬。

（5）動靜結合。全身放鬆，意念集中，外動引內靜。兩眼微閉，意守肚臍，有助於動靜結合。

◀注意的事項

（1）甩手動作簡單易行，隨處可練，尤其適宜於年老體弱和一般慢性病患者鍛鍊，但每次甩多少下（甩一個來回為一下），每天甩幾次，應因人而異，循序漸進，不要追求次數。

（2）病重者，可坐位甩，嚴格掌握次數。如遇煩躁、盛怒或心有急事時，饑餓或飽食時，都不宜練甩手；甩手中或甩手後出現頭暈、胸痛、嘔血或疲勞不堪等狀況，應減數或暫停。

（3）甩手時兩臂前擺或後蕩都不要過高，不然容易產

生副作用。唾液多時應嚥下，不要吐出。

（4）選擇空氣新鮮、環境安靜處練習甩手，雷雨時暫停。甩手結束後應保持站立姿勢 1～2 分鐘，然後稍做些輕鬆的整理活動。

（5）甩手過程中有人會產生一些反應，如打嗝、放屁、腹鳴、酸麻、脹痛、發冷、發熱或蟲爬樣感覺；也有的人感到體內有氣流衝動，身體躍躍欲起，難以控制等。實際上這是人體由動靜結合的甩手鍛鍊而引起的生理現象，練氣功也如此，有人輕、有人重、有人完全沒有反應，這完全不必介意，任其自然，這對健身效果並無多大影響。應引起注意的是，有人發生這樣的反應後，卻一意追求，反而造成神經緊張，導致不良後果。

4 中老年拍打健身法

☞ 作用與方法

◀拍打法是一種簡便易行的防病健身功法

人們長時間地從事腦力勞動或看書學習，會感到精神萎縮，思想遲鈍，腰痛背酸，身心疲勞。這時，大多數人們習慣做法是：停止工作，用休息或睡眠來解除疲勞，以恢復體力和腦力。其實，這種稱為「以靜制動」的方法並非是有效的健身藝術，如果採用「以動制動」的「拍打運動」來達到健身目的，實為最理想了。

所謂「拍打運動」，就是不停地揮動雙手，交叉拍打自己身體的各個部位，現代科學研究表明，拍打運動可以使原來的興奮中樞得到抑制，呼吸得到加強，同時還能促

進血液循環，從而有利於消除疲勞，這和人們歷來提倡的讀書累了就去打打球、跑跑步有異曲同工之妙，這種運動方式還能防治腦力勞動者易患的一些疾病。因為拍打運動可使全身各個關節得到適度的活動，尤其是上身的肩、肘、腕、指、頸部的關節活動度更大，這對預防和治療頸椎病及肩周炎將起到積極的作用。

拍打運動也是一種很好的肌肉按摩，它所產生的震動波和衝擊波可傳至肌肉和內臟器官的深部。故能「行氣活血，流通經絡」，促進內臟的血液循環和血管的柔軟性，從而有利於防治「心血管疾病」。當這種衝擊波抵達內臟深部時，還有可能使肝、膽、腎、膀胱等器官壁上的一些微小沉積物脫落下來，並隨分泌物或血液循環排出體外，有利於預防肝臟疾病和膽、腎和膀胱結石。它還可以治療「手、腳畏寒症」。

唐代名醫孫思邈在《千金備急方》中曾講過，對於手腳怕冷的人，可以從上至下捶打，打熱便休。拍打運動不受場地限制，運動量也可以自行控制，實為一種老少皆宜、簡便易行、經濟實效、靈活方便的防病健身功法，尤其對腦力勞動者來說更是如此。

怎樣進行拍打鍛鍊呢？

第一，要注意擊拍動作先輕後重，先慢後快，剛柔相濟，快慢適中，不要過猛。

第二，手掌自然放鬆，併攏，呈勺狀，以掌心拍打身體各部位，拍打頸部時可輕握成空心拳狀；拍打腰部時用手背捶打。

第三，要注意姿勢正確，開始兩腿自然分開，全身放

鬆，頸直胸挺，用雙拳輕輕拍打後頸各部位。然後背部微拱，雙手自然甩動，交叉拍打肩部和後背。此後再挺直身體，從上而下拍打胸部、雙腿和後腰。

第四，拍打時間整個過程宜在 15～30 分鐘之內，有病痛的部位可以多拍一會兒，強度以個人感到舒服為宜。

第五，凡患有嚴重心臟病和肝膽疾病者，要注意動作要輕，尤其是心前區和肝區部位不可重拍、重捶。

◀身體各部位的拍打法及作用

拍打健身功法通常是用自己的手掌或握拳拍打全身。拍打後，全身會感到輕鬆，動作敏捷，頭腦清新，精神愉快；也有的是用鋼絲做蠅拍狀的拍子或用沙袋拍打全身，這多用於防治某些疾病。

（1）拍打頭部

【作用】：可防治頭暈、頭痛及腦供血不足等。

【動作】：站式或走式。站好後，全身放鬆，沉肩墜肘，面帶微笑，原地拍打；走式拍打，採用慢步行走，邊走邊拍打，無拘無束。用左手掌拍打頭部左側；右手掌拍打頭部右側。自前頭部拍打至後頭部，來回拍打左右各 50 下。然後左右手掌拍打側頭部左右各 50 下。心中默數數字，精神凝靜，呼吸自然。

（2）拍打兩上肢

【作用】：可預防或緩解上肢肌肉發育不良、肢端紫紺症及上肢麻木感、半身癱瘓等。

【動作】：預備姿勢同上。用右手掌或握拳拍打左上肢的四面。從上而下，前後左右，每面拍打 25 下（分 5 次，一次 5 下）。然後用左手掌或握拳拍打右上肢。方法

同前，四面共拍打 100～200 下。

（3）拍打雙肩

【作用】：可防治肩關節周圍炎、肌肉發育不良、肺不張等。

【動作】：預備姿勢同上。先用右手掌拍打左肩，再用左手掌拍打右肩，交替拍打左右肩各 50～100 下。

（4）拍打背部

【作用】：可防治背痛、慢性支氣管炎、肺氣腫、肺不張、肌肉發育不良、冠心病、動脈硬化等。

【動作】：預備姿勢同上。先用右手握拳拍打左側背部，再用左手握拳拍打右側背部，左右各 100～200 下。

（5）拍打胸部

【作用】：可防治冠心病、高血壓性心臟病、風心病、肺氣腫、肺心病及肌肉發育不良等。

【動作】：用兩手掌或握拳，交叉拍打，先用左手掌或拳拍打左側胸部，再用右手掌或拳拍打右側胸部。由上往下拍打，再由下往上拍打，左右各拍打 100～200 下。

（6）拍打腰腹部

【作用】：可防治腰酸、腰痛、骨質增生、消化不良、腹脹、便秘等。

【動作】：用兩手掌或握拳，以腰為軸，前後轉動帶動雙手，右手拍打左側腹部，左手拍打右側腰部，右手拍打左側腰部，左手拍打右側腹部。左右拍打上、中、下腰部。左右各拍打 100～200 下。

（7）拍打下肢

【作用】：可防治腿部發育不良、偏癱、截癱、肢端

紫紺症、下肢麻木無力。

【動作】：站立，先將左側下肢抬起，大腿和小腿成直角，腳跟放在樹叉上或欄杆上，用左手掌或握拳拍打大腿小腿，從上往下拍打上、下、內、外四面，每面打 5～10 次（100～200 下）然後右手拍打右側大腿小腿與前同。

【注意】：拍打時先輕後重，要持之以恆。

5 老年人「健身毛巾操」

☞ 作　用

肌肉疲勞、疼痛，是老年人最普遍的現象，如果能堅持每天進行 15～20 分鐘的「健身毛巾操」鍛鍊，不但可以強健筋骨，又可以恢復體力，使老年人的體力恢復到最佳狀態。

☞ 方　法

「健身毛巾操」的具體步驟是：

（1）站直，雙手挺直抓牢毛巾，拉直。右腳踏前，左腳在後，這是雙臂操練法。

（2）保持身體挺直，右腳向前，拉直的毛巾放到頸後。升上時吸氣；放下時呼氣。連續做 8～15 次；再左腳向前，右腳放後，同樣進行 8～15 次。

（3）屈身，頭向前，臀部向後，右腳向前，成 90度，左腳微彎。這是雙腳操練法。

（4）把毛巾箍在右腳鞋頭上，用力向上拉時吸氣，放鬆時呼氣，重複動作，連續做 8～15 次。然後轉換左腳做

同樣操練。

（5）上身挺直，右腳向前，左腳置後，在腰部拉緊毛巾，向右轉動上半身，連續做 8～15 次。然後，轉換左腳向前，右腳置後，向左做同樣動作 8～15 次。

6 老年人梳浴健身法

☞ 作　用

梳浴是從古老的「摩擦皮膚健身術」變化而來的。梳浴能清除體表老化的組織細胞，使汗腺、皮脂腺排泄通暢，還能促進皮膚的血液循環，增強體質，提高防寒抗病的能力。最近科學家對 200 位堅持摩擦的老人進行調查之後發現，他們比同齡不做摩擦的人，生理年齡平均年輕6～7 歲，幾乎不感冒。

☞ 方　法

梳浴一般按如下步驟進行：

（1）泡浴，泡浴時須配合深呼吸，使身體進入完全放鬆狀態。

（2）站出浴缸休息片刻，由於脫離了水壓的作用，血液流向全身各個部位，人體新陳代謝更為活躍。

（3）將身體再次浸入 40℃～50℃ 的熱水中，時間約4～5 分鐘，做一些扭腰、轉體、屈膝等動作。

（4）離開浴缸 1～2 分鐘後，可選用長柄梳子開始梳浴身體，從遠離心臟的部位開始，不能用力梳的部位可用毛巾擦拭，脂肪堆積的部位應重點梳理。

（5）梳理完畢，再進行一次水浴，以使皮膚爽潔。

7 老年人防治駝背的運動處方

☞ 作　用

老年姿態性駝背以脊椎圓弧形後突畸形為特徵。人到老年，尤其是長期從事伏案工作者，在日常生活、工作中如果不注意姿勢，常會發生姿態性駝背。

老年姿態性駝背，一旦出現早期體徵，應及早矯正。首先，要在日常學習、工作中有正確的姿勢，即站立和行走時兩眼向前平視，肩膀向後舒展，胸部自然挺起；坐位除要維持脊柱挺直的姿勢外，寫字、看書時桌、椅高低配置合適；睡眠時枕頭不要太高。

此外，經常堅持下述鍛鍊療法，每日2次，每次10～15分鐘，一般3～6個月後會收到明顯的效果。

☞ 方　法

（1）仰臥位，用枕部和兩肘支撐，挺起胸部。挺胸時吸氣，放下時呼氣。連做10～20次。

（2）仰臥位，兩手置於體側，抬起頭部和肩部。抬起時吸氣，放下時呼氣。連做10～20次。

（3）仰臥位，兩手置於體側，抬起頭部及肩部。抬起後保持10秒鐘，然後放下，此為1次。休息片刻後再做第2次。共做8～10次。

（4）俯臥位，用兩臂和兩足尖支撐，先收腹、提肛，使身體向上成弓形，然後慢慢放下臀部，塌腰，使小腹貼

床，最後抬頭，挺胸。重複做 10～20 次。

8 中老年人的沙發健身操

☞作 用

這套沙發健身操易學易練，且富有隨意性，中老年朋友不出門就能達到健身的目的。此操能活動周身各部位，尤其對各關節鍛鍊效果尤佳，並對促進消化系統、呼吸系統功能有特效，同時可提高兩手臂、雙腿的承受能力。

☞方 法

（1）撑體運動：

雙手扶在沙發的扶手上，身體呈俯臥狀態，雙腿向後伸直。由下向上，先向左撑轉身體，以 40～45 度角度向上方扭動頭頸及周身，整個肢體隨頭頸撑轉而運動。向上時吸氣，返回時呼氣。再向右轉。

（2）托體運動：

坐在沙發上，左右手臂扶住沙發扶手，將全身撑起，兩腿向前方盡力伸直。反覆撑起、落下。

（3）蹬車運動：

臀部坐在沙發前沿處，雙臂扶在左右扶手上，雙腿向前上方交替蹬出，如同騎自行車。

（4）蛙泳運動：

同前坐式，雙腿向前同時併齊伸出，再向左右分開收回。

（5）自由式游泳運動：

同前坐式，雙腿做如同在水中自由式游泳時雙臂向前摔拍的動作。

（6）頂背運動：

面對沙發，雙手放在扶手上，將頭頂至沙發後靠背的底部，身體左右頂擺。

（7）擎腿運動：

兩只單沙發對放，靠緊。躺入兩沙發內，將雙腿輪流交替向上方伸擎。

（8）托肩運動：

躺入兩沙發中，兩臂壓在扶手上，將上身提起、放下。

（9）橫向打挺運動：

站在地上，由兩沙發一側將身體躺入沙發內，像鯉魚打挺。

此運動早晚各做一遍，每節次數完全憑自身意念和感覺，以舒適為宜，不要做超負荷運動。

9 中老年人腿部保健七步功

☞作　用

腿部保健。

☞方　法

功法簡介如下：

【準備姿勢】：身體直立，兩腳分開，比肩稍寬，兩手叉腰，兩眼平視正前方。

（1）旋　腳

右腳向前抬起，腳尖由裏向外（順時針）旋轉 16 圈，再由外向裏（逆時針）旋轉 16 圈；然後再換腳做同樣動作。

（2）轉　膝

上肢前屈，兩手扶膝，兩膝彎曲，先兩膝同時按順時針方向旋轉 16 次，再按逆時針方向旋轉 16 次；然後兩膝分別同時由外向裏轉 16 次，再分別由裏向外轉 16 次。

（3）踢　蹬

兩腳交替向前踢腳各 16 次，踢時腳趾下摳，兩腳交替向前蹬腳各 16 次，蹬時腳跟突出。

（4）踢　腿

兩腳交替向前高踢腿各 16 次，兩腿後踢（後腳跟至臀部）各踢 16 次。

（5）下　蹲

兩腳跟離地，伸腰屈膝下蹲，蹲時上下顫動 8 次，慢慢起立，腳跟落地。如此，反覆 5 次。

（6）壓　腿

右腿屈膝成騎馬式，手扶同側膝，虎口向下，上肢向左前方前俯深屈，臀部向左擺出，眼看左足尖，左手用力按壓左膝 4 次，左右交替各做 4 次。

（7）跳　躍

原地上下跳躍，共跳 16 次。跳動時上肢可隨之上下擺動，上至頭高，下至小腹，手指併攏呈單掌。

10 中老年人保養腿腳不老八法

☞作　用

保養腿腳。

☞方　法

◀乾洗腿

雙手緊抱一側大腿，稍用力從大腿向下按摩到足跟，然後從足跟部按摩至大腿根，重複 10～20 遍，此法可使關節靈活，腿肌與步行能力增強，預防下肢靜脈曲張、水腫及肌肉萎縮。

◀揉腿肚

用兩手夾住腿肌，旋轉揉動，每側 20～30 次為一節，共做 6 節，此法能疏通血脈，加強腿的力量。

◀甩小腿

一手扶牆或欄杆，先前後甩小腿，使腳尖向前向上翹起；然後向後甩動，將腳尖用力向後，腿面繃直，兩腳輪換甩動，一次甩 80～100 次。可防下肢萎縮、軟弱無力、麻木或小腿抽筋等症。

◀揉膝

兩足平行併攏，屈膝微下蹲，雙手放在膝蓋上，順時針揉數 10 次，再逆時針揉數 10 次。此法能疏通血脈，治下肢乏力，膝關節疼痛。

◀扳足

端坐，兩腿伸直，低頭，身體向前彎，用雙手扳足趾

20～30 次。此法能練腰腿、增腳力。

◀搓腳

將兩手掌搓熱，然後用兩手掌搓兩腳各 100 次，此法具有滋腎水，降虛火，舒肝明目等作用，還可防治高血壓、眩暈、耳鳴、失眠等症。

◀暖腳

老年人一般上熱下寒，上熱多表現為頭暈、頭痛、耳鳴；下寒即腳冷、小腿轉筋、大便稀等。暖腳就是每晚用熱水泡腳，可使全身血液流通，利於身心健康，同時還對心絞痛發作有一定的預防作用。

◀蹬腿

晚上入睡前，可平躺在床上，雙手緊抱後腦勺、由緩到急進行蹬腿運動，每次可達 3 分鐘，反覆 8 次即可。這樣可使腿部血液暢通，儘快入睡。

11 老年人的腰部保健操

☞作　用

老年人由於腎陽氣虛衰，腰部病症較多。實施腰部按摩，不僅可以增強腎臟的功能，而且還可以疏通帶脈，促進人體氣血的運行。如果能持之以恆，可以達到年老而腰不彎曲，並可預防腰椎骨質增生、骨質疏鬆等腰部病症。

☞方　法

（1）揉腰眼

兩手握拳，用拇指指掌關節緊按於腰部腰眼處，用力

做旋轉式按，一般揉 2～3 分鐘，以自覺腰部有酸脹感為宜。可在臨睡前揉按一次。

（2）擦腰骶

先將兩手掌搓熱，然後用掌根按腰部，用力上下擦動，動作要快速而有力，使腰部發熱為度，每日一次。

（3）推腰腎

兩手五指微微併攏，各放於兩側腰背部，五指向前，大拇指緊貼於肋弓下，以掌面用力向前內方向輕輕推按，使腹部向前稍凸起，然後兩手掌向後鬆開，腹壁回彈，恢復原狀。依此每日推按 15～20 次。此法對肝、脾、腎等器官有較好的保健作用。

12 中老年人頸椎操

☞ 作　用

頸椎病給人們的生活、工作帶來許多不便，患者在到醫院接受治療（按摩、牽引、藥物、理療等）的同時，還應進行醫療體操功能鍛鍊。

因為醫療體操在加強頸背肌肉鍛鍊，恢復頭頸活動功能方面有重要作用。同時對改善局部血液循環，消除軟組織損傷效果明顯。

☞ 方　法

下面介紹一套頭頸部醫療體操：

（1）坐位，頭部轉動，從右至左，又從左至右，緩慢進行。

（2）坐位，頭前屈，下頜向胸，頭後仰，眼望上方。

（3）坐位，頭右側位並向左轉，眼望左上方；頭左側位並向右轉，眼望右上方。

（4）坐位，頭部輕鬆緩慢繞旋。

（5）坐位，聳肩，使之與耳接近，最初左、右肩分別做，以後兩肩同時做。

醫療體操主要是做頭部幾個方向的運動，重點是做頭後仰和左右轉，每天可進行 3～4 次，每次 10～15 分鐘。動作要緩慢平穩，不要急促用力，以不引起明顯疼痛為度（允許有肌肉牽扯感和輕度不適），當轉（或屈）至最大幅度時，可在該位置上稍停片刻，以便充分伸展短縮的肌肉和韌帶，同時使肌肉由靜力性鍛鍊而得到加強。

大展出版社有限公司
品冠文化出版社

圖書目錄

地址：台北市北投區(石牌)
致遠一路二段 12 巷 1 號
郵撥：01669551＜大展＞
　　　19346241＜品冠＞

電話：(02) 28236031
　　　28236033
　　　28233123
傳真：(02) 28272069

・熱門新知・品冠編號 67

1.	圖解基因與 DNA	（精）	中原英臣主編	230 元
2.	圖解人體的神奇	（精）	米山公啟主編	230 元
3.	圖解腦與心的構造	（精）	永田和哉主編	230 元
4.	圖解科學的神奇	（精）	鳥海光弘主編	230 元
5.	圖解數學的神奇	（精）	柳谷晃著	250 元
6.	圖解基因操作	（精）	海老原充主編	230 元
7.	圖解後基因組	（精）	才園哲人著	230 元
8.	圖解再生醫療的構造與未來		才園哲人著	230 元
9.	圖解保護身體的免疫構造		才園哲人著	230 元
10.	90 分鐘了解尖端技術的結構		志村幸雄著	280 元

・名人選輯・品冠編號 671

1.	佛洛伊德	傅陽主編	200 元
2.	莎士比亞	傅陽主編	200 元
3.	蘇格拉底	傅陽主編	200 元
4.	盧梭	傅陽主編	200 元

・圍棋輕鬆學・品冠編號 68

1.	圍棋六日通	李曉佳編著	160 元
2.	布局的對策	吳玉林等編著	250 元
3.	定石的運用	吳玉林等編著	280 元
4.	死活的要點	吳玉林等編著	250 元

・象棋輕鬆學・品冠編號 69

1.	象棋開局精要	方長勤審校	280 元
2.	象棋中局薈萃	言穆江著	280 元

・生活廣場・品冠編號 61

1.	366 天誕生星	李芳黛譯	280 元

・女醫師系列・品冠編號 62

・傳統民俗療法・品冠編號 63

14. 神奇新穴療法   吳德華編著   200 元
15. 神奇小針刀療法   韋丹主編   200 元

·常見病藥膳調養叢書· 品冠編號 631

1. 脂肪肝四季飲食   蕭守貴著   200 元
2. 高血壓四季飲食   秦玖剛著   200 元
3. 慢性腎炎四季飲食   魏從強著   200 元
4. 高脂血症四季飲食   薛輝著   200 元
5. 慢性胃炎四季飲食   馬秉祥著   200 元
6. 糖尿病四季飲食   王耀獻著   200 元
7. 癌症四季飲食   李忠著   200 元
8. 痛風四季飲食   魯焰主編   200 元
9. 肝炎四季飲食   王虹等著   200 元
10. 肥胖症四季飲食   李偉等著   200 元
11. 膽囊炎、膽石症四季飲食   謝春娥著   200 元

·彩色圖解保健· 品冠編號 64

1. 瘦身   主婦之友社   300 元
2. 腰痛   主婦之友社   300 元
3. 肩膀痠痛   主婦之友社   300 元
4. 腰、膝、腳的疼痛   主婦之友社   300 元
5. 壓力、精神疲勞   主婦之友社   300 元
6. 眼睛疲勞、視力減退   主婦之友社   300 元

·休閒保健叢書· 品冠編號 641

1. 瘦身保健按摩術   聞慶漢主編   200 元
2. 顏面美容保健按摩術   聞慶漢主編   200 元
3. 足部保健按摩術   聞慶漢主編   200 元
4. 養生保健按摩術   聞慶漢主編   280 元

·心 想 事 成· 品冠編號 65

1. 魔法愛情點心   結城莫拉著   120 元
2. 可愛手工飾品   結城莫拉著   120 元
3. 可愛打扮 & 髮型   結城莫拉著   120 元
4. 撲克牌算命   結城莫拉著   120 元

·少 年 偵 探· 品冠編號 66

1. 怪盜二十面相   （精）江戶川亂步著   特價 189 元
2. 少年偵探團   （精）江戶川亂步著   特價 189 元

·武 術 特 輯· 大展編號 10

國家圖書館出版品預行編目資料

健身醫療運動處方／鄭寶田　劉尙達　主編
　　　──初版，──臺北市，品冠文化，2007〔民96〕
　　面；21公分，──（休閒保健叢書；6）
　　ISBN　978-957-468-528-8（平裝）
1.運動療法　　2.運動與健康
418.92　　　　　　　　　　　　　　　　96002805

健身醫療運動處方　ISBN-13：978-957-468-528-8

主　　編／鄭寶田　劉尙達
責任編輯／馮友仁
發 行 人／蔡孟甫
出 版 者／品冠文化出版社
社　　址／台北市北投區（石牌）致遠一路2段12巷1號
電　　話／（02）28233123・28236031・28236033
傳　　眞／（02）28272069
郵政劃撥／19346241
網　　址／www.dah-jaan.com.tw
E-mail／service@dah-jaan.com.tw
承 印 者／高星印刷品行
裝　　訂／建鑫印刷裝訂有限公司
排 版 者／弘益電腦排版有限公司
授 權 者／湖北科學技術出版社
初版1刷／2007年（民96年）5月

定　價／230元

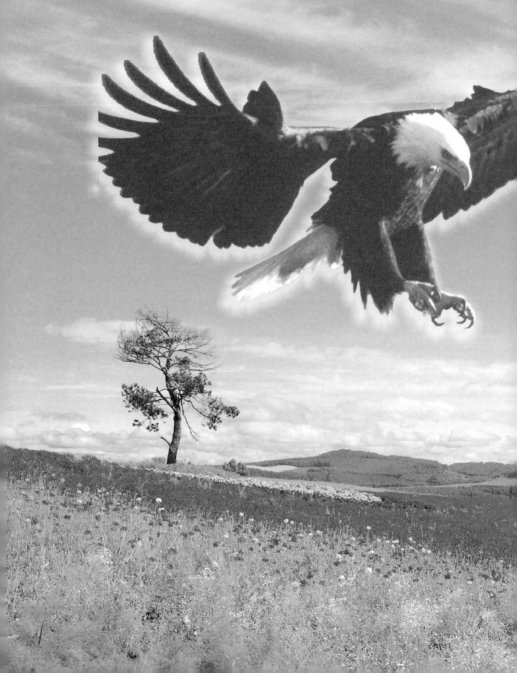

大展好書　好書大展
品嘗好書　冠群可期